Dr L. GRELLETY

DE LA FACULTÉ DE PARIS
MÉDECIN CONSULTANT A VICHY

VICHY

MÉDICAL

GUIDE MÉDICAL DES MALADES

ÉTUDE DES EAUX & DE LEURS PROPRIÉTÉS
RENSEIGNEMENTS, CONSEILS

SOMMAIRE. — Coup-d'œil sur Vichy. — Sources naturelles et artificielles. — Traitement que l'on suit à Vichy : Traitement interne, Bains, Douches, Inhalations d'acide carbonique et d'oxygène. — Régime et Hygiène. — Étude physiologique des Acalins, du Bicarbonate de soude en particulier. — Propriétés des Eaux de Vichy. — Maladies traitées à Vichy : Maladies du tube digestif et de ses annexes, des voies génito-urinaires, maladies diverses. — Mode d'action des Eaux dans chacune de ces affections. — Renseignements utiles.

VICHY

A. WALLON, IMPRIMEUR.

1874

VICHY-MÉDICAL

GUIDE MEDICAL DES MALADES

m 163
le 1969

Dʳ L. GRELLETY

DE LA FACULTÉ DE PARIS
MÉDECIN CONSULTANT A VICHY.

VICHY

MÉDICAL

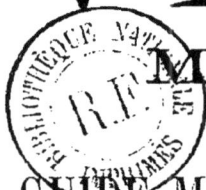

GUIDE MÉDICAL DES MALADES

ÉTUDE DES EAUX & DE LEURS PROPRIÉTÉS
RENSEIGNEMENTS, CONSEILS.

SOMMAIRE. — Coup-d'œil sur Vichy. — Sources naturelles et artificielles. — Traitement que l'on suit à Vichy : Traitement interne, Bains, Douches, Inhalations d'acide carbonique et d'oxygène. — Régime et Hygiène. — Etude physiologique des Alcalins, du Bicarbonate de soude en particulier. — Propriétés des Eaux de Vichy. — Maladies traitées à Vichy : Maladies du tube digestif et de ses annexes, des voies génito-urinaires, maladies diverses. — Mode d'action des Eaux dans chacune de ces affections. — Renseignements utiles.

VICHY

A. WALLON, IMPRIMEUR.

1874

A M. MARTIN-DAMOURETTE, Professeur
de Thérapeutique.

Qu'il me soit permis, cher maître, en inscrivant
votre nom en tête de ce modeste ouvrage, de
me dire

Votre élève reconnaissant et dévoué,

Dr L. GRELLETY.

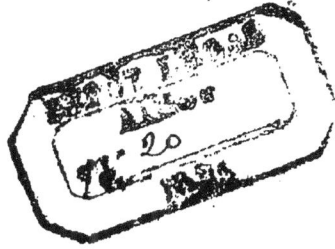

AU LECTEUR

Ce livre a été écrit à la fois pour les médecins étrangers à la pratique de nos thermes et pour les gens du monde qui les fréquentent.

L'auteur s'est donc efforcé de donner à la question médicale le développement qu'elle comporte, tout en évitant le plus possible les généralités et les théories scientifiques.

Il a dû se demander s'il n'y avait pas d'inconvénient à initier les malades aux secrets de notre art, à discuter devant eux les questions si nombreuses qui se rattachent au pronostic, au traitement, etc.

« J'ai pour principe, disait Gautier, qu'il ne faut jamais chercher à savoir les choses; elles s'expliquent toujours assez tôt : la clef de tout, c'est le désenchantement ! »

Sans doute il serait dangereux de faire l'aveu de son impuissance en présence d'un malade que l'instinct de la conservation berce de ses mensongères illusions; — pour le vulgaire, maladie suppose remède, et il n'admet pas l'idée d'incurabilité : — avouer, dans ce cas, que le mal est plus fort que nos ressources, ce serait tuer l'espoir dans le cœur de ce malheureux et lui laisser entrevoir l'affreuse vérité.

« Hélas! la vérité, à quoi bon, si elle éteint les prismes du mensonge ? »

Mais notre rôle devient plus agréable lorsqu'il s'agit de Vichy, et nous n'avons pas à nous garer du scepticisme thérapeutique, puisque nous ne parlons de la maladie que pour la guérir, puisque nous n'indiquons le remède que pour en démontrer l'efficacité.

Nous proclamons volontiers notre optimisme pour la médication thermale alcaline, et nous voudrions que notre confiance fit écho dans l'esprit de tous ceux qui nous liront. L'espoir est un baume salutaire et le gage presque assuré d'une prochaine guérison !

Un passé glorieux justifie, du reste, amplement notre enthousiasme, et chaque année près de trente mille personnes, accourues de tous les points de l'Europe, viennent rendre visite, qui par besoin, qui par reconnaissance, aux naïades de notre cité.

Nous avons réservé une place assez étendue à l'étude des applications de l'acide carbonique et de l'oxygène : — c'est un côté presque inexploré de la médication hydro-minérale que nous avons tenu à mettre en lumière. — Nous donnons une grande importance aux douches d'acide carbonique dans les affections utérines ; nous ne regretterons pas d'avoir chaleureusement plaidé cette cause, si nous parvenons à triompher de l'indifférence presque systématique qui a jusqu'ici entouré ce précieux moyen de soulager la pauvre humanité.

Un tableau détaillé contient l'énumération des aliments dont les diabétiques doivent s'abstenir, d'après la théorie de Bouchardat.

Je ne voudrais pas faire ma propre apologie : qu'il me soit cependant permis de dire que je n'ai rien négligé pour faire une œuvre utile et consciencieuse.

J'ai écrit ce livre avec amour et confiance : avec amour pour une science à laquelle j'ai voué mes efforts, avec confiance dans l'accueil de mes cliens, dont la santé me sera toujours à cœur !

Dr L. G.

VICHY
MÉDICAL

COUP-D'ŒIL SUR VICHY

SOURCES NATURELLES ET ARTIFICIELLES

Vichy est une charmante petite ville délicieusement située, et cachée dans la verdure comme un nid de fauvette, au milieu des bouquets parfumés de l'aubépine.

Il est difficile de passer quelque temps dans cette cité thermale sans partager l'enthousiasme de Mme de Sévigné pour les sites et les rivages de l'Allier; comme elle, on consent à dire adieu à *tout le reste* : le pays seul est capable de guérir !

Et que de changements depuis que la spirituelle marquise n'habite plus son modeste pavillon !

La saison des bains amène chaque année à Vichy une foule énorme : « à cette époque — c'est notre excellent ami, M. Louis Nadeau, qui parle — Vichy est comme une oasis privilégiée. L'ombre des deux parcs, les charmes du jardin des Célestins, l'attrait de la société des hôtels et la fraîcheur des salons du Casino en font un lieu de délices, où tout ce qui est élégant et de bon goût se donne rendez-vous. »

« C'est alors une ville sans rivale ; c'est le caravansérail de la meilleure société du monde. La santé et les plaisirs s'y disputent ses hôtes et finissent toujours par se mettre d'accord en cédant le pas à la santé. »

Aujourd'hui, nous n'avons plus à maugréer contre l'indifférence routinière qui poussait les favoris de la fortune vers Bade, Hambourg, Schlangenbad, Kissengen, Constatt, et laissait les établissements français dans un état d'infériorité relative.

Vichy possède toutes les séductions des établissements jadis en vogue sur les bords du Rhin ; notre ville ne laisse rien à désirer, même aux raffinés de la civilisation moderne, qu'un entraînement irréfléchi fait courir après le plaisir, quand la saison commande de chercher la santé, et elle possède des ressources hydriatiques d'une efficacité, d'une abondance incomparables, à l'usage des malades vraiment soucieux de leur existence.

On peut, sans crainte d'être démenti par les faits, appliquer à cette station minérale ce que M. Gubler disait de la France, en ouvrant un cours de thérapeutique : « Quel autre pays pourrait procurer aux malades une telle réunion de circonstances favorables à la cure? — Où l'étranger trouverait-il un accueil plus bienveillant que chez cette nation courtoise, humaine, généreuse, dont le cœur n'a jamais su nourrir un ressentiment? — En quel lieu le valétudinaire qui va chercher aux eaux la santé, trouvera-t-il des soins plus éclairés et plus dévoués qu'auprès du personnel médical de nos établissements thermaux, où brillent d'éminentes individualités, et qui, nous pouvons le dire sans flatterie, est généralement composé d'hommes de science, et qui plus est, de conscience? »

Les Eaux de Vichy étaient connues et fréquentées par les Romains. Dans les fouilles qui ont été faites, on a trouvé des vestiges de piscines, des marbres faisant partie de baignoires, des médailles de Néron, de Claudien, etc.

Vichy était une place forte du temps de la

guerre de la Praguerie. Charles VII, en 1440, après avoir assemblé les États d'Auvergne à Clermont, voyant que les seigneurs et princes révoltés, qui avaient juré de se soumettre, manquaient à leur parole, vint assiéger Vichy. La place était défendue par un nommé Barette, qui la rendit au roi.

Pour tout ce qui a trait aux origines, à l'histoire de Vichy, nous recommandons spécialement aux personnes qui viennent suivre le traitement thermal, le livre de M. Louis Nadeau (*Vichy historique*, in-18 jésus, gravures hors texte. En vente à la librairie Berne, près l'hôtel de Paris, sur le parc, et chez Mme Jules César, libraire près le Casino, à Vichy). — Elles y trouveront tous les documents qui peuvent intéresser leur curiosité.

Les Eaux de Vichy viennent au premier rang des eaux calcaires ; elles jouissent d'une grande réputation : ce sont les sources de France les plus fréquentées.

La position des sources de Vichy, leur grande analogie de composition, les font considérer, à bon droit, comme le centre principal d'un groupe de déjections liquides minéralisées, qui se rattachent l'une à l'autre.

D'après Bouquet (*Histoire chimique des Eaux de Vichy*), les sources ont leur point de départ au-dessous des terrains lacustres et sont réellement de formation géologique, comme les roches cristallisées auxquelles elles sont subordonnées. C'est à peine si elles se chargent des principes contenus dans les argiles ou les calcaires supérieurs ; elles forment, au contraire, au milieu de ces roches, des dépôts concrétionnés et s'isolent ainsi par un canal à parois solides empruntées à leur propre substance. Quant à la petite quantité de carbonate et de sulfate de chaux qu'elles ont prise lors de leur passage dans les couches calcaires, elles ne tardent pas à l'abandonner aussitôt après leur jaillissement, soit dans les tuyaux de conduite, soit dans les bassins de réception. Ces concrétions spontanées forment de véritables cheminées autour des canaux naturels d'ascension, qui finiraient par s'obstruer complétement si, de temps à autre, on ne prenait pas le soin de les dégager.

Le bassin actuel de Vichy comprend douze sources, sept naturelles et cinq artificielles. — Cette dernière dénomination sert à désigner les sources qui n'ont jailli qu'à la suite d'un forage.

Les sources naturelles sont : *L'Hôpital, la Grande-Grille, le Puits-Carré, le Puits-Chomel, la source Lucas ou des Acacias,*

*l'ancienne et la nouvelle source des Céles-
tins.*

Les sources artificielles sont : le *Puits-
Lardy, les sources du Parc, de Mesdames,
d'Hauterive et de Vesse.*

Le tableau suivant, dû à M. Bouquet, dont
les recherches s'imposent à nous comme à
tous ceux qui ont écrit sur Vichy, indique la
température des diverses sources dans l'ordre
décroissant et leur débit par vingt-quatre
heures.

	Température	Débit en litres par 24 heures.
Puits-Carré	44° 7 centig	200,000
Puits-Chomel	41° 7	»
Grande-Grille..........	41° 8	96,200
Hôpital...............	30° 8	52,400
Lucas	29° 2	86,400
Célestins.............	14° 2	0,500
Nouvelle des Célestins..	»	»
Puits de Vesse........	27° 8	»
Puits-Lardy...........	23° 8	7,000
Puits-Brosson ou du Parc	22° 5	44,480
Puits de Mesdames......	16° 8	14,400
Puits-d'Hau-(de la Galerie	18° »	24,336
terive (G^{de} Source.	14° 5	29,660
Débit total en 24 heures.		555,376

On voit d'après ce tableau que parmi les
sources de Vichy, les unes sont chaudes, les
autres froides. Les sources des *Célestins,*

Mesdames, du *Parc*, *Lardy*, d'*Hauterive*, sont froides, les autres sont plus ou moins chaudes.

Toutes ces eaux sont fortement alcalines ; c'est au bicarbonate de soude qu'elles doivent leurs propriétés les plus importantes.

On trouvera dans les deux tableaux qui suivent des indications très-exactes sur la constitution intime de l'eau des différentes sources.

M. Lecomte a établi (*annales d'hydrologie*, T. IV, p. 510) contrairement à l'opinion de M. Bouquet, qu'il existe une certaine proportion d'iode dans les sources de Vichy, et il l'évalue à la dose approximative d'un *demi-centième* de milligramme par litre d'eau. Il en résulte qu'il faut 200 litres d'eau de Vichy pour représenter un milligramme d'iode, proportion qui la rapproche, à cet égard, de certaines eaux et la classe même un peu au-dessous de l'eau de la Seine.

Ce n'était donc pas la peine d'évoquer l'ombre de Bouquet pour lui reprocher d'avoir négligé ces quantités infinitésimales.

L'analyse spectrale faite par M. L. Grandeau, lui a révélé la présence de la lithine accompagnée de cœsium et de rhubidium, dans l'eau mère concentrée de Vichy. On a

DÉSIGNATION DES LOCALITÉS	VICHY									VESSE	HAUTE-RIVE	SAINT YORRE	ROUTE de CUSSET
DÉNOMINATION DES SOURCES	GRANDE-GRILLE	PUITS-CHOMEL	PUITS-CARRÉ	LUCAS	HOPITAL	CÉLESTINS	NOUVELLE SOURCE DES CÉLESTINS	PUITS BROSSON	PUITS DE L'ENCLOS DES CÉLESTINS	PUITS DE VESSE	PUITS D'HAUTERIVE	SOURCE DE SAINT-YORRE	PUITS DE MESDAMES
Acide carbonique libre.....	0,903	0,768	0,876	1,751	1,067	1,049	1,299	1,555	1,750	1,968	2,183	1,859	1,908
Bicarbonate de soude.......	4.883	5,091	4,803	2,004	5.029	5,103	4,191	4,857	5,910	3,537	4,687	4,881	4,016
— de potasse	0,352	0,371	0,378	0,282	0.440	0,315	0,231	0.292	0,527	0,222	0,189	6,233	0,189
— de magnésie..........	0,303	0,338	0,335	0,275	0,260	0,328	0,354	0,243	0,238	0,382	0,501	0,479	0,425
— de strontiane	0.303	0 003	0,003	0,005	0,005	0,005	0,095	0,005	0,005	0,005	0,003	0,005	0,003
— de chaux	0,634	0,427	0,421	0,545	8,570	0,462	0,699	0,614	0.710	0,601	0,432	0,514	0,604
— de protoxyde de fer...	0,004	0,004	0,004	0,004	0,004	0,004	0,044	0,004	0,628	0,004	0,017	0,010	0,026
— de protoxyde de mangan.	traces	traces	traces	traces	traces	traces	traces	traces	traces	traces	traces	traces	traces
Sulfate de soude............	0,291	0,291	0,291	0.291	0,291	0,291	0,291	0,314	0,314	0,243	0,291	0,271	0.250
Phosphate de soude	0,130	0 070	0,028	0,070	0,046	0,091	traces	0,140	0,081	0,162	0,046	traces	traces
Arséniate de soude..........	0,002	0,002	0,002	0,002	0,002	0,002	0,003	0,002	0,003	0,002	0,002	0,002	0,903
Borate de soude............	traces	traces	traces	traces	traces	traces	traces	traces	traces	traces	traces	traces	traces
Chlorure de sodium	0.534	0,534	0,534	0,518	0,518	0,534	0,550	0,550	0,534	0,508	0,508	0,518	0,855
Silice	0,070	0,070	0,068	0,050	0,050	0.060	0,065	0,065	0,055	0,06,	0,041	0,041	0`,05	0.032
Matière organique bitumineuse	traces	traces	traces	traces	traces	traces	traces	traces	traces	traces	traces	traces	traces
Totaux....	7,914	7,959	7,883	8,797	8,222	8,244	7,865	8,601	9,165	7,755	8,956	8,298	7,811

TABLEAU comprenant les proportions des divers principes, acides et basiques, contenues dans un litre de chacune des eaux minérales du bassin de Vichy.

DÉSIGNATION DES LOCALITÉS / DÉNOMINATION DES SOURCES	VICHY — GRANDE-GRILLE	PUITS CHOMEL	PUITS CARRÉ	LUCAS	HOPITAL	CÉLESTINS	NOUVELLE SOURCE DES CÉLESTINS	PUITS BROSSON	PUITS DE L'ENCLOS DES CÉLESTINS	VESSE — PUITS DE VESSE	HAUTE-RIVE — PUITS D'HAUTERIVE	SAINT-YORRE — SOURCE DE SAINT-YORRE	ROUTE de CUSSET — PUITS DE MESDAMES
Acide carbonique	4,418	4,429	4,418	5,348	4,719	4,705	4,647	5,071	5,499	4,831	5,640	4,937	5,029
— sulfurique	0,164	0,164	0,164	0,164	0,164	0,164	0,177	0,177	0,177	0,137	0,164	0,153	0,141
— phosphorique	0,070	0,038	0,015	0,038	0,025	0 050	traces	0,076	0,044	0,088	0,025	traces	traces
— arsénique	0'001	0,001	0,001	0,001	0,001	0,001	0,002	0,001	0,002	0,001	0,001	0,001	0,002
— borique	traces	traces	traces	traces	traces	traces	traces	traces	traces	traces	traces	traces	traces
— chlorhydrique	0,334	0,334	0,334	0,324	0,324	0,334	0,344	0,344	0,334	0,318	0,334	0,324	0,222
Silice	0,070	0,070	0,068	0,050	0,050	0,060	0,065	0,053	0,065	0,041	0,071	0,052	0,032
Protoxyde de fer	0,002	0,002	0,002	0,002	0,002	0,002	0,002	0,020	0,002	0,002	0,008	0,005	0,012
Protoxyde de manganèse	traces	traces	traces	traces	traces	traces	traces	traces	traces	traces	traces	traces	traces
Chaux	0,169	0,166	0,164	0,212	0,222	0,180	0,272	0,239	0,276	0,265	0,168	0,200	0,235
Strontiane	0,002	0,002	0,002	0,003	0,003	0,003	0,003	0,003	0,003	0,003	0,002	0,003	0,002
Magnésie	0,097	0,108	0,107	0,088	0,064	0,105	0,177	0,068	0,076	0,122	0,160	0,153	0,136
Potasse	0,182	0,192	0,156	0,146	0 228	0,163	0,120	0,151	0,273	0,115	0,098	0,141	0,098
Soude	2,488	2,536	2,445	2,501	2,500	2,560	2,124	2,500	2,486	1,912	2,368	2,409	1,957
Matière bitumineuse	traces	traces	traces	traces	traces	traces	traces	traces	traces	traces	traces	traces	traces
Totaux	7,997	8,042	7,926	8,877	8,302	8,327	7,951	8,687	9,428	7,835	9,039	8,378	7,866

attribué une certaine importance à la présence de la lithine dans les eaux, en vue du traitement des affections calculeuses. Certains praticiens ont vu dans la lithine un remède contre la gravelle et la pierre. Comme il est facile de s'en convaincre, la minéralisation des sources de Vichy ne suit en aucune manière leur température. L'ancienne source des Célestins contient 5.320 de principes fixes par litre, la nouvelle 4.800. Ces deux sources sont froides. Les principes fixes sont représentés par 5.208 et 5.248 dans les eaux de la *Grande-Grille* et du *Puits-Chomel*, qui sont chaudes.

M. Baudrimont a constaté des différences réelles dans la composition des eaux de Vichy, d'un jour à l'autre, particulièrement en ce qui regarde la proportion des gaz qui s'en dégagent.

Un mot maintenant sur chaque source.

L'Hôpital. — Cette source qui est chaude, doit son nom à la situation qu'elle occupe en face de l'hôpital civil. La température oscille entre 30° et 31° centigrades ; elle renferme 5.029 de bicarbonate de soude et donne en moyenne 60,000 litres d'eau par 24 heures.

Il faut gravir plusieurs marches pour arriver jusqu'au bassin qui n'est qu'imparfaitement protégé par une toiture.

Nous ne pouvons qu'exprimer le regret de voir des sources thermales, gazeuses et d'une composition altérable à l'air, comme celles de la *Grande-Grille*, de *l'Hopital*, laissées à ciel ouvert ou à peu près, quand il serait facile d'établir un captage et un appareil de distribution hermétique.

Les travaux de M. H. Buignet (*Nouveau procédé de dosage de l'acide carbonique, contenu dans les eaux minérales, suivies de considérations sur la constitution des eaux de Vichy*), prouvent en effet que les eaux minérales exposées à l'air libre éprouvent une perte de gaz continuelle, tant que l'acide carbonique qu'elles retiennent en dissolution, n'a pas atteint l'état de raréfaction de celui qui se trouve dans l'air.

Cependant, les pertes épouvées dans le même temps et dans les mêmes circonstances par des eaux de nature très-diverse, ne sont pas en rapport avec les nombres qui expriment leur richesse en gaz libre : — L'eau des Célestins, plus riche que l'eau de Spa, perd moins d'acide carbonique dans le même temps. Du reste, les eaux alcalines sont, en général, celles où domine la plus grande force d'attraction et où le dégagement du gaz éprouve le retard le plus considérable ; mais ce fait ne nous empêche pas de persister dans les regrets exprimés plus haut.

La matière verte dont on constate très-facilement la présence dans la source de l'hôpital, a été examinée au microscope par M. Jules Haine et a paru constituée par deux algues de tribu différente, auxquelles il a donné le nom d'*ulothrix vichyensis* et de *navicula vichyensis*.

Il est très-probable que cette source emprunte à cette matière organique des propriétés particulières qui ne sont pas encore bien définies ; mais dont l'action sédative est très-manifeste dans le traitement des affections utérines.

Aussi les bains de *l'Hôpital* sont-ils recherchés par un grand nombre de malades. Une piscine y est exclusivement réservée aux dames.

L'eau de la source de l'*Hôpital*, prise en boisson, aussi bien qu'en bain, a la réputation d'être très-douce et les malades non seulement s'y habituent très-rapidement, mais arrivent à la boire avec plaisir.

Si les troubles de la digestion stomacale ou intestinale sont des affections qui amènent le plus de malades aux sources de Vichy, on peut dire que ces mêmes affections (dyspepsies

gastriques, intestinales, gastralgies, etc....)
font le sujet des applications les plus usuelles
de la source de *l'Hôpital*.

Les gastralgies douloureuses, les crampes
d'estomac, veulent être traitées avec beaucoup
de ménagements : elles ne réclament que des
doses modérées, lorsqu'elles ne constituent
pas une contre-indication.

La dyspepsie pituiteuse est une des formes
de dyspepsie à laquelle ces eaux ne sont pas
applicables. Nous en dirons autant de certaines dyspepsies d'origine nerveuse que l'on
observe chez les jeunes filles chlorotiques, à
l'époque de la puberté. Les eaux de Vichy,
dans ce cas, exaspèrent encore la susceptibilité de l'estomac. Frappé de ce fait, notre
savant maître, le Dr Ball, professeur agrégé
de la Faculté de Paris, a eu non seulement
l'idée de renoncer en pareille occurence à
toute médication alcaline, mais encore d'appliquer les acides et les substances acidulées, la
limonade citrique, par exemple, au traitement
de cette affection. Naguère encore, il me
disait qu'il en avait obtenu les meilleurs résultats.

Nous prononcerons la même exclusion pour
la dyspepsie des ivrognes. Il y aurait un inconvénient sérieux à exciter trop vivement chez

2

eux, les glandes à pepsine de l'estomac.
M. Sappey a prouvé que ces glandes se détruisent peu à peu à partir de quarante à cinquante ans ; en excitant outre mesure leur sécrétion chez les buveurs, on hâte leur désorganisation avec d'autant plus de facilité qu'elles participent à l'état pathologique de la muqueuse stomacale.

Grande-Grille. — Cette source est la plus suivie de toutes les sources de Vichy ; l'affluence est toujours considérable autour de la grille qui sépare le public des donneuses d'eau. C'est même un spectacle assez curieux que d'observer la figure piteuse, le teint pâle et jauni de la plupart des malheureux qui viennent y chercher la santé. Cette source est située dans le grand établissement thermal, angle nord-est, à une des extrémités de la galerie des sources. Elle a 41° 8 de température ; elle contient 7.914 de composés salins, le bicarbonate de soude est représenté par 4.883 dans ce chiffre; son rendement est de 96.200 litres par 24 heures. L'eau jaillit directement des entrailles de la terre et elle bouillonne en arrivant dans le bassin qui la reçoit. Cette eau est exclusivement réservée à la buvette. Il existe dans le sous-sol une autre émergence. Ce second régime fournit de l'eau aux bains de l'établissement et à l'exportation. La *Grande-Grille* trouve son application la plus fréquente dans les affections du foie et de la rate, hépatite chonique, engorgements, coliques, calculs hépatiques, engorgements de la rate, des viscères abdominaux avec ou sans cachexie paludéenne, etc.

L'expérience a en effet prouvé que cette source était tout particulièrement efficace dans les maladies des annexes du tube digestif; toutes les sources de Vichy, c'est vrai, ont de grandes analogies de composition, et dans certains cas, on pourrait facilement remplacer l'une par l'autre, mais cela ne les empêche pas d'avoir leur individualité propre et de répondre à des indications précises. J'aime mieux croire qu'il en est ainsi, que d'attribuer à la routine, l'habitude de renvoyer les affection du foie et de la rate à la *Grande-Grille*, celles du tube digestif, à *l'Hôpital*, celles du rein, aux *Célestins*, etc.

L'eau de la *Grande-Grille* est généralement moins bien digérée au début que celle de *l'Hôpital*. Il convient, en commençant, d'en prendre des doses minimes, et d'augmenter graduellement. La tolérance ne tarde pas à s'établir, mais elle ne doit pas être un motif d'intempérance. Ce serait commettre une erreur grossière que de croire, avec quelques buveurs, qu'il y tout avantage pour les malades à ingérer de grandes quantités d'eau. On peut dire de la *Grande-Grille* comme de toutes les autres sources, qu'il est rare que quatre à cinq verres par jour ne suffisent pas pour obtenir les effets thérapeutiques les plus complets, et l'on peut, on doit même très-souvent se tenir fort au-dessous.

L'emploi des Eaux de Vichy en boisson varie suivant l'idiosyncrasie des malades, suivant leurs affections et suivant la source à laquelle ils sont envoyés : nous y insisterons plus loin; mais disons dès à présent, pour nous en tenir aux généralités, que la cure interne doit commencer par un quart de verre, un demi-verre, un verre, le matin à jeun, et que ce n'est que progressivement qu'il faut augmenter la dose.

Il va sans dire qu'à Vichy, comme ailleurs, il faut attendre qu'un verre soit digéré, avant d'en prendre un autre.

Puits-Carré (44°5 centigrades.) — Cette source est située au milieu de la galerie nord de l'établissement thermal, en face du bureau d'inscription pour les bains. — Son point d'émergence est situé à 3^m25 au-dessous du sol de la galerie. — Son rendement peut être évalué à 200,000 litres par jour. — Cette énorme quantité d'eau sert uniquement à alimenter les baignoires de l'établissement, et elle est encore insuffisante pour répondre à tous les besoins du service. Aussi les Eaux de la *Grande-Grille*, de la source *Lucas* et du *Puits-Brosson* sont-elles mises à contribution.

Source Chomel. — La moins minéralisée des Eaux de Vichy. — Cette source a remplacé la buvette du *Puits-Carré* et est située immédiatement au-dessus. — Ces deux sources étaient jadis distinctes ; aujourd'hui, elles n'en forment plus qu'une : même débit, même température et mêmes propriétés.

La source *Chomel* est prescrite plus spécialement aux personnes qui, ayant besoin de faire usage de l'Eau de Vichy, sont atteintes de catarrhe pulmonaire ou simplement de susceptibilité des organes respiratoires.

Sa température élevée et son odeur sulfureuse très-prononcée, la rendent désagréable à boire. — Les personnes qui suivent cette source et qui seraient par trop incommodées par le goût de l'hydrogène sulfuré, n'ont qu'à agiter leur verre quelque temps avant d'en ingérer le contenu, pour chasser la plus grande partie de ce gaz.

Source des Célestins. — Quoique naturelle, cette source est froide (14°2). — Elle contient 4,705 d'acide carbonique pour 8,327 de principes acides et basiques par litre d'eau. — Elle renferme donc moins d'acide carbonique que *l'Hôpital*, le *Puits-Brosson*, la source *Lucas, Lardy, Vesse, Hauterive* et *Mesdames*. Elle est très-agréable à boire, mais elle est d'une digestion difficile. — Sa basse température rend la présence de l'acide carbonique très-sensible ; ce gaz donne à l'eau des *Célestins* un petit goût piquant qui fait rêver champagne. — Les bulles du gaz paraissent s'attacher aux parois du récipient et elles crépitent facilement à la surface lorsqu'on l'agite. Aussi recommandons-nous aux personnes qui emportent de l'eau dans un verre à une certaine distance de la source, d'avoir soin de le renverser préalablement sur une assiette, afin de prévenir toute déperdition.

Le rendement de la source des *Célestins* est peu considérable et ne répond nullement à l'affluence et à l'ardeur si souvent intempestive des buveurs. — C'est en vain que l'administration a tout fait pour allécher les malades et les attirer à la *nouvelle source des Célestins*, ils sont restés fidèles à son aînée. C'est à peine si quelques curieux se hasardent dans la grotte qui contient la *nouvelle source*, et encore y restent-ils moins pour boire que pour se rendre compte de l'aménagement intérieur et jeter un coup d'œil sur les toiles accrochées aux murs du péristyle. — La *nouvelle source* est encore peu connue et l'ancienne compte de trop brillants états de service pour pouvoir être supplantée. — Nous ne pouvons nous empêcher de mêler notre voix au concert unanime d'admiration de tous ceux qui ont visité les alentours de la source. Le site est charmant, les ombrages sont délicieux, le trajet est fort agréable ; la route est émaillée de bateleurs, de bazards, de bibelots, de musiciens, de marchands étalagistes. L'Allier coule calme et grave à quelques mètres ; on entend dans le lointain les battements *sonores* d'un lavoir où s'ébruitent les cancans quotidiens, et l'œil se repose agréablement à l'horizon, sur les montagnes de l'Auvergne.

Aussi s'achemine-t-on vers les *Célestins* dans un but de promenade et de distraction ; c'est un rendez-vous de prédilection ; dès le matin, le va et vient est continuel ; dans la soirée, l'affluence habituelle s'accroît de toutes les personnes qui se dirigent vers la source *Lardy*, située à deux cents mètres plus loin. L'Eau des *Célestins* est indiquée dans les affections des reins, de la vessie, gravelle, calculs urinaires, goutte, diabète, albuminurie.

Nous recommandons encore une fois la modération à propos de la source des *Célestins*. On a dit avec raison que ce qui rend surtout les Eaux de Vichy redoutables quand on en abuse, c'est que leurs mauvais effets éclatent seulement deux ou trois mois après le départ. Nous ferons de ce fait une application toute spéciale à l'Eau des *Célestins*.

Source Lucas (29°2). — Elle est située en face de l'hôpital militaire, non loin du grand établissement. Les 86,000 litres de son rendement quotidien alimentent presque exclusivement les baignoires de l'établissement et de l'hôpital militaire. — Sa buvette est à peu près délaissée; *la mode* qui, à Vichy comme ailleurs, est trop souvent toute-puissante, ne lui a pas assigné d'indications précises. — C'est à peine même si les petites notices de la Compagnie en font mention. — Nous observerons cette sage réserve.

Puits-de-Mesdames (16°8), situé dans la galerie des sources, à l'extrémité opposée à la *Grande-Grille.*— La source proprement dite se trouve à 1,500 mètres environ de Vichy, sur la route de Cusset. Les Eaux en ont été amenées à l'établissement par une conduite en fonte.

Le fer que contient cette source la fait ordonner dans le cas de flueurs blanches, de convalescences difficiles, d'adynamie. Elle convient aux tempéraments nerveux, qui ont besoin tout à la fois d'une médication fortifiante et sédative. — Elle se rapproche beaucoup et par le goût et par les propriétés de la source *Lardy*, et nous ne sommes pas encore parvenu à nous expliquer le motif qui fait courir blondes ingénues et nonchalantes anglaises vers cette dernière, alors que la source *Mesdames* reste dans un abandon à peu près complet.

C'est de l'ingratitude, mesdames; c'est une indifférence coupable, mesdemoiselles, et..... mais, chut, il ne faut pas mécontenter le propriétaire de la source Lardy. — Nous regrettons cependant de ne pouvoir insister, car nous sommes persuadé que nos belles évaporées auraient tout à gagner à se montrer plus assidues auprès de la conque de la source de *Mesdames*; elles y trouveraient non-seulement la santé, mais encore la fleur de la santé,

> Des roses au visage et de la neige au sein,

ce à quoi, comme l'a fort bien dit Musset, aucun médecin ne peut trouver à redire!...

Source Lardy (23°8). — Cette source est

située à près de 200 mètres de la source des *Célestins*. — C'est un but de promenade très-attrayant ; une foule considérable s'y transporte chaque soir ; de riants essaims de jeunes filles s'y donnent rendez-vous. Il est cependant toujours très-difficile, à cette heure, de s'approcher de la source, vu l'affluence, et il faut avoir la patience d'attendre... longtemps, pour être servi. — On se dédommage de l'attente, en recueillant les bons mots qui circulent, en s'associant à l'impatience des voisins ou des voisines, en jetant un coup d'œil sur les pétrifications exposées dans une vitrine.

Comme la source *Mesdames*, la source *Lardy* réussit bien dans presque tous les cas où il existe un appauvrissement plus ou moins considérable du sang, dans la chlorose, l'aménorrhée, la débilité qui suit les pertes abondantes, etc...

Ajoutons encore qu'à cette action reconstituante vient se joindre une action stimulante très-heureuse sur la muqueuse gastro-intestinale.

Puits-Brosson ou *du Parc* (22°5). — Cette source est située, comme l'indique son nom, dans le parc et à la gauche d'une personne qui se dirigerait du Casino vers le grand établissement. — Peu de malades en font usage

et on ne lui assigne pas de propriétés thérapeutiques particulières. — Elle n'a aucun
mauvais goût, et comme elle est froide, elle
pourrait remplacer la source de l'*Hôpital* pour
les personnes atteintes d'affection des voies
digestives et qui sont incommodées par la
température plus élevée de cette dernière
source.

Hauterive (15°). — A 5 kilomètres de Vichy. Prescrite comme l'Eau des *Célestins*,
souveraine, disent les petits livres dont nous
avons déjà parlé, contre les affections des
reins, de la vessie, contre la gravelle, les calculs urinaires, la goutte, le diabète et l'albuminurie. — Cette source est très-chargée d'a-
cide carbonique ; elle est froide et se trouve
ainsi être très-propre à remplacer à distance
l'Eau de Vichy qui ne peut être prise sur
place. — On s'en sert souvent comme eau de
table.

Puits-de-Vesse (27°8). — Source intermittente très-curieuse, située sur la rive gauche
de l'Allier, à l'extrémité même du pont de
Vichy. Le Casino publie chaque jour, sur un
tableau placé à l'intérieur, l'heure de son jaillissement, et le public se montre toujours fort
avide, à chaque saison, d'arriver au réveil de
la source qui, après s'être élevée à une assez

grande hauteur, retombe lentement et va se cacher dans les entrailles de la terre, en attendant un nouveau réveil.

. . . .

Vichy repose sur une immense nappe souterraine d'Eaux minérales, et chaque forage fait immédiatement sourdre une nouvelle source.

Trois sources ont été ainsi découvertes vers la fin de l'année 1873, entre autres la source *Saint-Louis*, située en face de l'établissement Lardy. Son point d'émergence est trop rapproché des sources des *Célestins* pour ne pas offrir et même origine et mêmes propriétés.

Nous n'avons pas cru devoir parler des diverses sources particulières qui n'ont que peu de notoriété et dont le mode d'action est identique à celui des Eaux de l'*Hôpital*, de la *Grande-Grille*, de *Mesdames*, etc.

La réputation de ces dernières est trop solidement établie pour pouvoir jamais être dépassée.

DU TRAITEMENT
QUE L'ON SUIT A VICHY

Le traitement comprend l'ingestion des eaux de Vichy, les bains, les douches et accessoirement les bains d'acide carbonique, les inhalations d'oxygène et d'acide carbonique. Il est tout naturel qu'un régime assorti réponde à la médication alcaline et que celle-ci ne soit pas enrayée ou détruite par l'oubli des règles les plus élémentaires de l'hygiène. Aussi, nous ne terminerons pas ce chapitre sans faire à nos lecteurs quelques sages recommandations pour tout ce qui touche à ces deux points.

TRAITEMENT INTERNE.

Comme nous l'avons déjà dit, comme nous le répéterons encore, c'est avec la plus grande réserve qu'il faut commencer, continuer et finir le traitement thermal. La modération est une qualité qui devient de plus en plus rare (*rara avis!*) et cependant elle est la meilleure garantie de succès du traitement thermal.

Nous avons déjà recommandé de ne prendre tout d'abord que de faibles doses de la source choisie et de les augmenter peu à peu en se servant de verres gradués, pour plus de certitude.

Il résulte des nombreuses expériences faites par M. Darcet, qu'un verre d'eau de Vichy, qui renferme environ 75 centigr. de bicarbonate de soude, pris le matin à jeun, ne suffit pas pour rendre l'urine alcaline ; le seul effet produit est une diminution de l'acidité de ce liquide.

Deux verres, pris dans les mêmes circonstances, rendent, au contraire, l'urine alcaline, sans en troubler la transparence. Les urines rendues pendant les huit à neuf heures qui suivent, conservent ces mêmes caractères, après quoi, elles recouvrent leur acidité normale. Lorsque le nombre des verres d'eau de Vichy est porté à trois ou plus, les urines se montrent alcalines pendant 24 heures et conservent leur limpidité normale. Cette action se montre chez les diabétiques comme chez les autres malades.

Chaque verre représente 150 à 200 gr.; 5 à 6 équivalent donc à un litre d'eau. C'est plus qu'il n'en faut pour obtenir de bons résultats.

Il ne faudra donc jamais, même au milieu du traitement, c'est-à-dire au moment où l'économie est le plus apte à supporter de grandes quantités de boisson, dépasser la dose d'un litre par jour. Cette dose est déjà énorme; il ne serait même pas toujours prudent de l'atteindre.

On prendra les eaux, le matin et le soir, en laissant un intervalle entre chaque verre, et on facilitera le travail de la digestion par une petite promenade après chaque nouvelle ingestion de liquide.

Tout malade venant à Vichy, fera bien de se faire délivrer par son médecin ordinaire une consultation écrite, indiquant sa constitution, son tempérament, ses maladies antérieures, les divers traitements mis en usage, etc., il devra remettre cette note au médecin qu'il aura choisi.

Le traitement de Vichy qui est surtout interne pourrait être suivi à n'importe quelle époque de l'année. On aurait tout à gagner, en choisissant pour les rhumatisants, les scrofuleux, les diabétiques, les moments les plus chauds de l'année, et en évitant au contraire ces mêmes époques pour les individus atteints d'affections du foie et des intestins. Nous dirons cependant que l'époque la moins favorable à l'usage des eaux est celle des grandes chaleurs, époque comprise entre le 1er juillet et le 15 août. Les eaux sont alors moins bien tolérées que par des températures moyennes, il survient souvent de la diarrhée et les phénomènes congestifs se développent plus aisément.

Les eaux peuvent non-seulement atteindre le but, mais le dépasser.

L'énergie pour le bien, peut agir également pour le mal, dans certaines circonstances : c'est pour cela qu'il ne faut pas considérer comme inoffensives les eaux de Vichy qui sont *fortement* minéralisées. Il serait imprudent de les prendre sans guide, sans discernement. Leur emploi doit être régularisé et basé sur les diverses conditions d'âge, de constitution, de tempérament, d'idiosyncrasie, etc.

La nécessité d'une direction médicale devient surtout indispensable, lorsque le malade qui vient prendre les eaux de Vichy, est atteint de quelque affection contre laquelle ces eaux sont à peu près impuissantes. Dans ce cas, une médication adjuvante devra prévenir les recrudescences, et, dans le cas de récidive, combattre l'aggravation et en empêcher le retour, après l'amélioration. Il y aura donc lieu, par conséquent, de se tenir en garde contre les affections imminentes, et ce n'est pas en se berçant d'une folle confiance ou en s'abandonnant à une coupable incurie que le malade pourra écarter le danger. Disons dès à présent et d'une façon générale, que l'âge adulte est le plus propre à obtenir de bons effets des eaux et que si le sexe masculin supporte mieux le traitement que le sexe féminin, c'est un motif pour que les femmes boivent moins d'eau que les hommes. Mais quel que soit l'âge, quel que soit le sexe, tout état fébrile aiguë, inflammatoire, est une contre-indication du traitement thermal. Les maladies du système nerveux, les affections du cœur, sont tout particulièrement contre-indiquées. Au point de vue de la maladie, on devra choisir, pour l'application des eaux minérales, le moment où la cause pathologique semble sommeiller, où l'évolution morbide s'arrête ; on évitera ainsi les résultats stériles ou nuisibles.

La durée du traitement thermal est habituellement de trois semaines : la mode l'a ainsi réglé ; mais cette époque devra être dépassée pour quelques-uns et elle ne saurait être atteinte par d'autres.

L'économie du reste se charge en général de prononcer : des phénomènes de courbature,

3

de l'agitation, de l'inappétence, de la soif, annoncent en général, du vingtième au trentième jour, rarement plus tôt ou plus tard, la nécessité de suspendre le traitement ou de le terminer.

Sous aucun prétexte, on ne devra suspendre l'usage des eaux d'une manière brusque ; la prudence du début de la médication alcaline, devra présider à la fin de la cure. Il sera bon de ne rentrer dans la vie active que d'une manière graduelle, d'éviter les fatigues excessives, de n'accepter que peu de dîners en ville, etc., etc.

Dans le cours du traitement, on devra toujours se tenir en garde contre les excitations passagères, le malaise, l'abattement, etc., car la caractéristique du traitement qui est fait dans de bonnes conditions est le défaut de phénomènes physiologiques manifestes ou appréciables. On peut poser en principe que, pour être bonne, la médication alcaline doit être essentiellement interne, paisible, sans réaction prononcée : ses effets de révulsion, d'excitation, de substitution, doivent tenir fort peu de place et l'on doit s'attacher à éviter, plutôt qu'à provoquer le développement de tels phénomènes.

L'abus des eaux, soit à l'intérieur, soit à

l'extérieur, peut déterminer une irritation particulière de la peau, une éruption de furoncles et même d'anthrax.

L'apparition de ces exanthèmes indique toujours un abus du régime hydro-minéral.

Disons dès à présent que c'est principalement chez les graveleux que le traitement hydro-minéral doit être continué ; ils ont tout à gagner d'un séjour prolongé auprès des sources ; alors même que leur état général et local est sensiblement amélioré, ils doivent, lorsqu'ils sont de retour dans leur famille, continuer à l'intérieur l'eau de Vichy transportée, et les bains généraux avec les sels de Vichy. Ils préviendront, par l'usage longtemps prolongé des eaux transportées, les accidents si pénibles qui accompagnent les affections des voies urinaires.

Les personnes qui n'en ont pas besoin, feront bien de s'abstenir de prendre les eaux : la médication alcaline ne donne de bons résultats que dans les cas que nous avons indiqués. Elle pourrait devenir nuisible et dangereuse dans l'état d'intégrité de la santé.

Une grande discussion eut lieu en 1860 entre MM. Charmasson, Gerdy, Lhéritier, Moutard-Martin, sur l'opportunité des bains de mer, après l'emploi des eaux minérales.

Nous ne pouvons que résumer les principales conclusions de ce débat :

1° Les bains de mer ne conviennent que *rarement* après une médication thermale ;

2° Passer de la cure par les eaux minérales à tout autre traitement et particulièrement à la cure par le bain de mer, c'est s'exposer à perdre les bénéfices obtenus ou les avantages encore inconnus, mais possibles, du premier traitement ;

3° Toutes les fois que le traitement thermal a procuré, non pas même une guérison, mais une simple amélioration stable, il faut savoir s'en contenter, à moins d'indication fondamentale ou accidentelle (autre qu'un caprice du malade) qui vienne forcer la main du praticien ;

4° On doit considérer comme déplorable la tendance qui fait écourter les traitements thermaux, pour essayer ensuite de compléter cette médication insuffisante par un traitement de bains de mer, malgré les incertitudes et les chances fâcheuses qu'il présente en pareil cas.

Bains. — Les bains occupent le second rang dans le traitement thermal. — Leur action est des plus manifestes et l'absorption est très-rapide.

Les bains se prennent, soit dans des baignoires, soit dans des piscines. Il en existe
une dans le grand établissement, une autre à
l'hôpital civil; cette dernière est très-fréquen-
tée. Les bains de piscine réussissent très-bien
dans tous les états d'irritabilité, de nervosisme
de l'utérus et de ses annexes, alors que les
douches vaginales et le traitement local sont,
non-seulement sans efficacité, mais présentent même quelque danger.

Ce traitement ne doit cependant être or-
donné qu'avec prudence, aux deux limites de
la vie fonctionnelle de l'utérus : la puberté et
l'âge critique.

Un traitement trop excitant par des sources
thermales stimulantes, a le plus souvent une
influence funeste à l'époque de la ménopanse
et chez les jeunes filles qui entrent à peine
dans la première phase du développement
sexuel.

La durée des bains est fixée par le règle-
ment à une heure quinze minutes, y compris
le temps nécessaire pour la toilette; mais
nous ne saurions trop engager ceux qui veulent bien avoir quelque confiance en nos conseils, à rester moins longtemps dans l'eau.

Le bain chaud, après quarante minutes,
est fatiguant et occasionne une lassitude pro-

fonde qui s'explique suffisamment par a déperdition cutanée.

La meilleure température du bain est celle de 3o à 32 degrés centigrades.

Ce n'est pas par pénurie d'eau minéralisée que l'on mitige les bains avec de l'eau naturelle et que l'on exige une ordonnance d'un médecin pour donner un bain complétement minéralisé.

C'est à l'observation thérapeutique qu'il faut attribuer la cause de ce *modus faciendi*. En effet, la circulation encéphalo-rachidienne est plus vivement stimulée par les bains que par le traitement interne. — C'est donc pour défendre les baigneurs contre leur propre imprudence, qu'on modifie l'influence de l'eau minérale par l'addition d'eau ordinaire. C'est le meilleur moyen de prévenir une surexcitation de la circulation cérébrale chez les personnes qui y sont prédisposées.

On peut se convaincre de l'absorption cutanée pendant le bain par l'examen des urines, qui, franchement acides, au moment où l'on entre dans le bain, sont devenues alcalines, à l'expiration de l'heure *règlementaire*.

Les bains sont contre-indiqués, dans certaines circonstances de la goutte, dans les affections du cœur, dans le cas de prédisposition aux congestions actives du poumon ou des centres nerveux, — autant de conditions étrangères par elles-mêmes à la plupart des maladies que l'on traite directement à Vichy.

On ne doit jamais entrer dans les baignoires de l'établissement, pas plus que dans aucun autre bain, lorsque le corps est en sueur; — il faut savoir attendre que la transpiration ait disparu à peu près complétement.

A *certaines époques* les dames doivent s'abstenir de bains.

Avec le Dr Carnet, nous conseillerons à nos belles étrangères de mettre sur leurs cheveux un serre-tête en toile cirée. Les vapeurs du bain sont mauvaises pour la chevelure, qui perd de sa souplesse, de son brillant, de son soyeux.

La promenade après le bain est une excellente pratique.

Le nombre des bains sera en rapport avec les effets produits : le médecin en sera juge, encore plus que le malade.

Indépendamment de l'action propre des Eaux de Vichy, due à la présence des principes fixes, ces bains, comme tous les bains chauds, ont pour résultat, surtout lorsqu'ils sont suivis de frictions et de massage, d'enlever et d'activer les excrétions sudorales, grasses, épidermoïdales, amyloïdes, de ranimer la sensibilité tactile, la calorification, l'évolution des muscles.

Les frictions et le massage contribuent efficacement à faciliter l'élimination libre des produits de la transpiration par l'enlèvement des écailles épidermoïdales anciennes, des poussières que la sueur et les excrétions sébacées agglutinent, et qui doivent, à n'en pas douter, nuire à la liberté d'action des glandes et des canaux de la sueur et rendre ainsi une complète régularité de fonctions à ces quatre cent mille glandes qui fonctionnent continuellement à la peau.

Douches. — Les douches sont des colonnes de liquide d'une hauteur et d'un diamètre déterminés qu'on dirige sur une partie du corps, à laquelle elle communique une secousse proportionnée à sa force et à la distance entre cette partie et le réservoir.

Lorsque la colonne du liquide tombe verticalement, la douche est dite *descendante;* lorsqu'elle est dirigée horizontalement, la douche est *latérale;* lorsqu'elle arrive de bas en haut, la douche est *ascendante.*

Dans ce dernier cas, le réservoir peu élevé, le tuyau d'un petit diamètre, produisent une sorte d'injection que l'on dirige particulièrement dans le rectum ou le vagin et contre le col de l'utérus. Ces douches ascendantes sont utilisées dans les cas d'atonie du gros intestin; dans les catarrhes de la vessie et les engorgements de la prostate; contre plusieurs affections de l'utérus.

On ne devra user de ce moyen, dans les maladies de matrice, qu'avec énormément de circonspection : cet organe veut être traité avec beaucoup de ménagements.

Les douches ascendantes comme les autres douches, sont fort commodément disposées dans le grand établissement. — La canule est fixée au milieu d'une cuvette à bascule, sur laquelle s'assied le malade : il peut ainsi, sans se déranger, laisser écouler l'eau introduite dans les organes.

On abuse en général des douches latérales contre les engorgements du foie et de la rate. Le choc de l'eau réveille souvent les douleurs hépatiques et peut produire des ébranlements qui ne sont pas sans danger.

La durée de la douche descendante ou latérale devra varier de quelques secondes à une, deux minutes, pas davantage.

Pendant la douche, on devra se frictionner avec force la poitrine et les bras.

Les personnes affaiblies, impressionnables,

ne devront rester que fort peu de temps sous la douche.

Les personnes âgées ne devront pas en prendre.

Les effets de la douche sont variables, suivant que l'eau est froide ou chaude.

L'eau froide fait contracter les fibres lisses des vaisseaux, ainsi que celles qui existent dans le derme ; d'où le reflux du sang vers les centres, l'érection des bulbes pileux, les rides des téguments. Mais après la cessation de l'impression du froid, et même parfois pendant sa prolongation, alors que les fibres lisses finissent par se paralyser, ces mêmes fibres se relâchent ; d'où l'apparition des phénomènes dits de réaction, qui consistent en un retour à une clarification plus accentuée qu'auparavant.

L'eau chaude, appliquée à l'extérieur, produit des effets diamétralement opposés à ceux que détermine l'eau froide, du moins au début.

Elle appelle le sang vers la périphérie, cause de la rougeur et des sueurs par suite du relâchement des fibres lisses des capillaires.

— Elle provoque plus facilement que l'eau froide la chute des cellules épidermiques, le départ des matières sébacées qui recouvrent la peau ; d'où résulte un accroissement de la respiration cutanée. — L'eau chaude est employée pour produire des congestions locales ; elle favorise la congestion de l'utérus et l'écoulement des menstrues.

Les douches froides sont plus toniques et secondent mieux l'action du traitement thermal alcalin.

BAINS, DOUCHES ET INHALATIONS D'ACIDE CARBONIQUE

Le gaz carbonique est peu utilisé à Vichy et c'est un grand tort. — L'affluence était jadis assez considérable, lorsque la salle d'inhalation était située sous la galerie principale du grand établissement, à côté du Puits-Carré ; depuis qu'une installation plus convenable a fait place à l'état de choses primitif, on a peu à peu renoncé aux diverses applications de ce précieux agent. — A quoi faut-il attribuer cette indifférence, cette désertion ? — J'ai vaguement ouï dire que des questions d'amour-propre n'y étaient pas étrangères ; mais j'aime mieux l'attribuer à l'ignorance.

Une foule de personnes ignorent en effet qu'elles ont sous la main ce puissant adjuvant de la médication thermale alcaline, et la plupart des auteurs qui ont écrit sur Vichy n'en font pas mention.

Aussi, ai-je tenu à donner à la question tous les développements que comporte ce livre.

Je suis persuadé qu'on peut tirer un grand parti de l'acide carbonique, surtout dans les affections utérines, qui sont si nombreuses à Vichy. Les résultats heureux obtenus ailleurs nous répondent du succès.

L'acide carbonique n'agirait-il qu'en produisant une diminution, une abolition de la douleur, qu'on devrait se féliciter de la découverte d'un nouveau moyen de remédier aux maux de la pauvre humanité.

« La douleur physique, dit M. Verneuil, est un symptôme si terrible, son action porte une si grave atteinte à la constitution générale et influence d'une manière si fâcheuse la marche des maladies auxquelles elle est associée, qu'on doit accueillir, avec un grand empressement, toutes les tentatives qui ont pour but de la faire disparaître définitivement ou temporairement, ou même de l'amender.

« Mais l'acide carbonique possède d'autres propriétés importantes, comme nous le verrons plus loin, et ces propriétés trouvent leur application dans un certain nombre d'affections qui se traitent dans notre cité thermale. »

La salle affectée à la médication par le gaz carbonique est située à gauche de la porte d'entrée du grand établissement qui donne sur le vieux parc.

Elle contient plusieurs baignoires pour les bains d'acide carbonique ; — il n'est pas nécessaire de se déshabiller pour prendre ces bains. Un tube en caoutchouc muni d'un embout et implanté sur un tuyau de conduite, permet aux malades de diriger à volonté le jet de gaz carbonique sur les diverses parties de leur corps.

On y trouve également tous les accessoires concernant les douches et inhalations.

Quelques considérations sur les effets physiologiques de l'acide carbonique sont indispensables pour jeter un peu de jour sur notre sujet et nous permettre de porter quelques conclusions pratiques.

Le Dr Rotureau, qui s'est pris lui-même pour sujet d'expérimentation, décrit ainsi les effets généraux de l'acide carbonique :

« L'action physiologique des bains généraux d'acide carbonique qui attire d'abord l'attention, est la sensation de chaleur qu'éprouve celui qui y est plongé ; cette chaleur augmente progressivement jusqu'à ce qu'elle devienne difficile à supporter ; elle se fait sentir au creux épigastrique, à la partie interne des membres et surtout des cuisses ; elle provoque aux organes génitaux un chatouillement agréable.

« Les pulsations artérielles diminuent de huit à dix dans l'espace d'une minute et deviennent irrégulières, les pieds se réchauffent, les membres acquièrent une grande souplesse, et on ressent un sentiment de bien-être après un séjour d'un quart d'heure ou de vingt minutes dans l'appareil des bains de gaz acide carbonique. »

Voilà, en quelques mots, pour les effets généraux ; les effets locaux sont bien autrement remarquables.

Les anciens avaient soupçonné les propriétés analgésiques et cicatrisantes de l'acide carbonique. Elles ont été mises complétement en lumière par les expériences de Ingen-Housz et de Boddoes.

« Je m'appliquai, dit le premier, un vésicatoire long d'un pouce et large d'un demipouce à la partie dorsale du médius de la main gauche. — Lorsque la douleur produite par l'action des cantharides eut cessé entière-

ment, j'enlevai la peau soulevée par le vésicatoire et je ressentis une douleur très-vive, au
moment où la plaie se trouva au contact de
l'air ; j'attachai le col d'une vessie contenant
de l'acide carbonique autour de mon doigt, la
douleur disparut aussitôt. »

« Tout le temps que je maintins mes doigts
dans l'acide carbonique, je me demandais s'il
était le moins du monde atteint de blessure ;
lorsque je le retirai, la surface de la plaie avait
une apparence blanchâtre. Cela tenait à la
formation d'un nouvel épiderme. Une heure
après, la peau, exposée à l'air, devint douloureuse et parut irritée, comme on le dit vul-
gairement. — Je replaçai mon doigt dans
l'acide carbonique : dix minutes après, la douleur avait disparu. Après quelques heures je
le retirai de la vessie et je sentis renaître la
cuisson. Ces expériences furent répétées sur
trois autres personnes, et toujours le contact
de l'air ou celui de l'oxygène augmentait la
douleur produite par le vésicatoire, tandis que
celui du gaz acide carbonique la faisait cesser
entièrement. »

Ces faits trouvent leur confirmation dans
les recherches de Salva (Thés., Paris, 1860)
qui, après avoir laissé son avant-bras gauche
pendant quarante-cinq minutes dans un man-

chon en caoutchouc rempli d'acide carbonique, constata qu'il s'était formé sur la surface dénudée de l'épiderme, et à vif, une couche fibrineuse transparente qui le recouvrait
complétement ; — dans l'observation de Chap-
tal, qui, après s'être frappé les mains avec
une touffe d'orties, laissa l'une à l'air libre,
l'autre plongée dans l'acide carbonique, et
n'éprouva aucune douleur à cette dernière,
tandis qu'il souffrit beaucoup de la main lais-
sée au contact de l'air.

On constate quelque chose d'analogue sur
les muqueuses du vagin et de la vessie, après
les injections gazeuses. La sensation légère de
chatouillement, de chaleur, s'irradiant vers la
région abdominale, est bientôt suivie de calme
dans les hyperesthésies, de cessation parfois
complète de la douleur.

Les phénomènes initiaux que nous avons
signalé, rougeur des téguments, chaleur,
sueur, augmentation des sécrétions, s'expliquent par une activité plus grande du courant
sanguin.

Les capillaires, en effet, à la suite de l'application du gaz, subissent tout d'abord une
légère augmentation de calibre, augmentation
qui tend à se maintenir et à s'accroître, au
bout d'un certain temps, à la suite de l'espèce

d'hypnotisme qui s'empare des vaisseaux; ceux-ci, épuisés en quelque sorte, sentent moins la présence de l'ondée sanguine, qui est leur stimulus pour les solliciter à la contraction.

Tout concourt donc, par suite, à donner une voie plus large au courant sanguin et à favoriser la résolution des divers engorgements qui peuvent exister.

On a appliqué avec des succès divers l'acide carbonique contre les maladies des voies digestives, respiratoires, des organes des sens, génito-urinaires, contre les ulcères, les plaies, les brûlures, les névroses; on s'en est même servi dans les accouchements.

Il est évident que nous ne pouvons entrer que dans quelques détails; il serait superflu de s'apesantir sur les propriétés thérapeutiques qui ne sauraient trouver leur application dans les diverses catégories de malades qui hantent Vichy.

Bon nombre de praticiens ont fait usage des inhalations d'acide carbonique dans les maux de gorge avec ulcère, et tous s'accordent à dire que ce gaz active singulièrement la cicatrisation des ulcérations et qu'il fait disparaître beaucoup plus rapidement que les topiques, ordinairement employés, les symptômes qui accompagnent l'inflammation de ces parties.

Le Dr Kuster rapporte qu'un célèbre chanteur de l'opéra de Vienne, qui, à la suite d'une affection des voies respiratoires, avait perdu la force et l'étendue de sa voix, l'aurait recouvrée par des inhalations d'acide carbonique, à Franzensbad.

Le Dr Spengler, à Ems, a traité avec succès de nombreux malades atteints de pharyngo-laryngites granuleuses par le même procédé. — La durée des séances est environ d'une heure par jour.

Pour exciter l'estomac, apaiser certaines douleurs névralgiques, les vomissements nerveux, etc... M. Herpin (de Metz) — 1864. *De l'acide carbonique et de ses propriétés,* — a eu recours à la médication gazeuse.

« Le gaz carbonique ingéré, dit l'auteur que nous venons de citer, diminue dans certaines circonstances les pesanteurs d'estomac, il apaise souvent d'une manière instantanée les crampes nerveuses de cet organe, il dissipe les flatuosités et la dyspepsie. »

D'après Barbier (matière médicale), l'acide carbonique administré à des malades qui ont des gastrodynies par accès; des rapports aigres, des vomiturations, surtout à jeun, des chaleurs et des picotements dans l'estomac, un teint jaunâtre altéré, une maigreur progressive, etc., en un mot une dégénérescence déjà bien avancée des tissus gastriques, — l'acide carbonique dans ce cas, dit-il, « éloigne d'abord la plupart des accidents et même les fait cesser. »

L'application de l'acide carbonique aux organes génito-urinaires de l'homme et de la femme a donné d'excellents résultats.

« Chez l'homme, l'usage du gaz carbonique en bains et surtout en douches locales, augmente la vitalité de l'appareil génital. C'est un aphrodisiaque énergique et puissant dont l'usage est assurément moins dangereux que celui des préparations autorisées et des autres compositions incendiaires que l'on vante pour le même objet. » (Herpin.)

La plupart des essais de douches, tentés dans les cas de cystite et de névralgie de la vessie, ont été couronnés du succès.

Simpson y eut recours chez une dame américaine, atteinte de dysurie avec irritabilité excessive de la vessie. Les douleurs cessèrent comme par enchantement.

Dans deux applications faites par le professeur Broca, alors chirurgien à La Charité, les résultats ont été des plus remarquables et ont largement favorisé dans un cas la guérison de la maladie.

C'est qu'en effet, comme le fait remarquer le Dr J. Roger dans sa thèse inaugurale (*Étude physiologique et thérapeutique de l'acide carbonique*, 1867), à laquelle nous empruntons ces quelques détails, ces applications du gaz anesthésiant ont une efficacité d'autant plus grande dans la vessie, que souvent les moindres gouttes d'urine exaspèrent la muqueuse hypéresthésiée ; d'où il suit des efforts de mixtion, de ténesme très-douloureux pour le malade. — Et cette anesthésie peut contribuer au retour vers la guérison, en alternant ou empêchant la contraction de la vessie, qui peut entretenir l'inflammation.

M. Demarquay a eu à traiter à la maison municipale de santé, à Paris, une femme affectée d'un catarrhe vésical intense, avec symptômes d'inflammations très-marqués ; il y avait dysurie, ténesme quelquefois, incontinence d'urine ; les envies d'uriner étaient extrêmement fréquentes, d'autant plus que la vessie, fortement contractée sur elle-même, n'admettait qu'une quantité assez minime de liquide.

Il s'agit évidemment ici d'une affection

ancienne, où la seule amélioration est déjà un fait capital.

Eh bien ! au bout de quatre jours d'injections gazeuses dans la vessie, le pus que déposait l'urine de la malade, en quantité considérable, avait diminué de moitié ; les douleurs n'étaient déjà plus si fortes ; les envies d'uriner avaient diminué de fréquence ; enfin, il y avait une amélioration marquée.

Les névralgies vésicales ont été aussi trèsheureusement combattues par les douches gazeuses.

Si les douches gazeuses dans le vagin ont été administrées avec efficacité dans les cas de prurit et de spasmes, dans les névralgies vaginales, c'est surtout contre les affections de la matrice qu'elles ont été utilisées avec succès.

Cette thérapeutique est pour les femmes d'une grande simplicité, et il serait à désirer que ce remède, excellent palliatif, fut plus souvent employé, dans tous les cas au moins où l'intervention chirurgicale est impossible ou dangereuse.

« Il n'est pas douteux pour nous, dit Salva, que l'effet cicatrisant ne doive se produire rapidement dans la plupart des cas *d'ulcération simple* du museau de tanche, que l'on traite habituellement par la cautérisation. »

Le gaz carbonique fait, en effet, disparaître très-rapidement les granulations et les ulcérations superficielles du col.

Il est, au reste, tout naturel que les ulcérations soient modifiées en ce point comme elles le sont sur les autres parties du corps.

Les conclusions des essais du D^r Ch. Bernard sur l'acide carbonique, établissent que les injections sont un puissant anesthésique et diminuent rapidement les douleurs utérines dans le cas d'engorgement simple ou cancéreux du col. — Elles ont hâté une fois la résolution d'un engorgement simple et une autre fois diminué une ulcération cancéreuse.

On a conseillé l'emploi du gaz carbonique contre l'écoulement lent, difficile ou irrégulier de l'époque menstruelle, soit que cette aménorrhée ait pour cause une certaine débilité de l'organisme, soit qu'elle arrive chez les jeunes femmes, dont les organes excités par les premières approches sexuelles ne fonctionnent plus régulièrement. — Ce gaz agit ici comme sédatif nerveux, et en apaisant l'éréthisme ainsi occasionné, il diminue cette hyperesthésie sensorielle et permet le rapprochement sexuel, sans amener une excitation locale aussi considérable. Ainsi calmé, l'organe reprend son fonctionnement normal.

Une jeune femme de vingt-quatre ans, raconte Lejuge, éprouvait, à chacune de ses époques, des douleurs telles qu'elle se roulait par terre. Des douches vaginales furent administrées et ces douleurs si vives disparurent. Il n'y eut plus qu'une légère tension douloureuse ; le sang apparut sans effort et dans la quantité normale.

Appliqué en douches locales, le gaz carbonique, d'après M. Constantin Paul, est très-utile contre les flueurs blanches et les écoulements muqueux atoniques des organes de la femme et contre la chlorose.

Au reste, qui peut le plus peut le moins, et l'on ne doit pas être étonné de voir l'acide carbonique réussir dans le cas de lésion superficielle, lorsqu'il donne de bons résultats, une grande amélioration, du moins, dans les affections aussi graves que l'ulcère cancéreux.

« Dans tous les cas d'ulcères cancéreux que nous avons traités, dit M. Demarquay, par l'acide carbonique, nous avons obtenu, comme effet immédiat, une action détersive des plus rapides, au point que, le lendemain même de la première application, l'aspect de la plaie était profondément modifié, la suppuration devenait moins abondante et moins fétide, et au bout de quelques séances la mauvaise odeur avait tout à fait disparu; cet état s'est maintenu à peu près le même pendant toute la durée du traitement.

« La douleur a été calmée souvent aussi dès le début et presque instantanément, d'autres fois un peu plus tard, mais toujours il y a eu un soulagement évident.

« Nous avons vu plusieurs cancers ulcérés, arrêtés dans leur marche envahissante, grâce à l'acide carbonique, et commencer à se cicatriser quelquefois dans une grande étendue, de façon à faire croire à une guérison apparente. C'est ainsi qu'il nous est arrivé de pouvoir donner, à de pauvres malades qui se croyaient voués à une mort très-prochaine, une prolongation inattendue de leur existence et même l'espoir vraisemblable d'une guérison plus ou moins éloignée. »

Follin a également expérimenté le gaz carbonique contre l'ulcère cancéreux du col de l'utérus.

Chez une femme atteinte depuis dix-huit mois et en proie à de très-vives douleurs, chez qui l'ulcération était à bords taillés à pic et saignait facilement, Follin pratiqua une première injection, et au bout de quelques instants, au dire de la malade, les douleurs avaient disparu.

Ces injections, répétées plusieurs jours de suite, tous les soirs, firent cesser les douleurs et les calmèrent pour le reste du temps ; mais, on le comprend, elles n'eurent aucune autre influence sur l'état général et local des parties.

Chez une autre femme atteinte d'un cancer ulcéré du col de l'utérus, une première injection de gaz, faite le 30 septembre, amena la disparition presque instantanée de la douleur, et, fait plus remarquable, les douleurs ne se reproduisirent que huit jours plus tard, le 8 octobre, pendant la nuit. Une nouvelle injection, pratiquée le lendemain, procura un soulagement aussi rapide et aussi complet.

Si le gaz carbonique ne peut pas guérir les ulcères de mauvaise nature, il n'en est plus de même des diverses plaies et ulcérations, qu'elles aient leur siége sur la muqueuse utérine ou qu'elles se trouvent sur le tégument externe.

Le fait du D\u02b3 Struve, qui donna en Allemagne une impulsion assez vive à la médication alcaline, en est une preuve.

« Souffrant depuis fort longtemps d'un ulcère à la jambe gauche, qui ne permettait même la marche qu'avec des béquilles, il eut la pensée de se soumettre aux fulmigations carbo-gazeuses.

« Il laissa pendre sa jambe au-dessus d'un dégagement gazeux d'acide carbonique ; tout d'abord il ressentit un picotement assez vif sur la surface ulcérée ainsi que sur tout le membre, puis une légère sensation de chaleur suivie au bout d'un certain temps d'une abondante transpiration. — Dès le premier jour les douleurs diminuèrent notablement, la marche devint plus facile ; enfin, après plusieurs douches, la guérison fut complète.

Tous ces faits et d'autres qu'il aurait été facile de rapporter, justifient assez l'opinion émise plus haut sur les propriétés remarquables de l'acide carbonique comme agent thérapeutique des affections utérines.

Les douches carbo-gazeuses ont été encore préconisées contre les affections de l'ouïe qui dépendent, soit d'une sub-inflammation de la muqueuse, soit d'une maladie des os, déterminée surtout par un vice scrofuleux ; — contre certaines névralgies chroniques, telles que le tic douloureux, la sciatique, etc. ; — contre la goutte et le rhumatisme chronique.

« Les bains de gaz ont été employés avec succès, dit le Dr Rotureau, surtout dans les affections rhumatismales. Il n'est pas de saisons dans lesquelles des rhumatisants, à une période plus ou moins avancée, n'en éprouvent un très-grand bienfait.

« La manifestation rhumatismale, la plus grave peut-être, est, comme on le sait, la paralysie. Le traitement gazeux a contre elle des effets puissants. De toutes les formes de paralysies, la paralysie rhumatismale cède le plus vite et guérit le mieux. Aussi, tous les paralytiques qui arrivent à Nauheim, privés d'une plus ou moins grande partie de leurs membres inférieurs, sont-ils d'emblée soumis à la médication sèche.

« Lors même que la paralysie est complète, le mouvement revient chaque jour peu à peu, et quelquefois d'une manière assez marquée pour que les progrès se reconnaissent après chaque bain. — Il est des cas même où le traitement a été si efficace, que quinze bains ont suffi pour permettre la marche à des rhumatisants qui n'avaient pu se servir de leurs membres depuis des années entières. »

. . . .

. . . .

Nous nous en tiendrons à ces quelques considérations sur l'acide carbonique ; nous aimons à espérer qu'elles n'auront pas été complétement sans résultat et qu'on saura utili-

ser dorénavant, à Vichy, cet agent précieux
que la nature y fait sourdre en abondance des
entrailles de la terre.

Inhalations d'oxygène. — La salle d'inha-
tion du gaz oxygène est située à droite, en
entrant dans le grand établissement, par la
porte du vieux parc, et en face de la salle où
on prend des bains et des douches d'acide carbonique.

Les inhalations d'oxygène trouvent leur
application dans l'albuminurie et le diabète.
— Ce gaz modère le passage de l'albumine et
du sucre dans les urines. Au lieu d'être éliminés en pure perte, les principes albuminoïdes et sucrés sont utilisés en partie, et cette
heureuse influence se traduit, dans l'albuminurie surtout, par l'augmentation des produits d'oxydation, de l'urée en particulier.

Dans les expériences faites sur lui-même,
Kollmann a vu l'acide urique diminuer sous
l'influence de l'inhalation de ce gaz. Ainsi,
une première fois, tandis que 3oo grammes
de ses urines contenaient normalement 236 milligrammes d'acide urique, la quantité de ce
même acide descendit à 122 milligrammes
pour la même quantité d'urine, lorsqu'il eût
respiré 12 litres d'oxygène.

Une autre fois l'acide urique descendit de 134 milligrammes à 25 milligrammes. Enfin, dans une expérience qu'il fit en commun avec Eckart sur un albuminurique, il constata également une diminution de l'acide urique; de plus, il vit l'albumine diminuer dans les urines et même disparaître complétement au bout de quatre jours. Le malade respirait deux fois par jour 28 litres d'oxygène.

L'oxygène favorise les combinaisons, les dédoublements de l'organisme; il rend plus complet le résultat ultime des phénomènes chimiques qui se passent dans les capillaires et les tissus, tels que la production d'acide carbonique, d'eau, d'urée et d'autres principes résultant des phénomènes d'assimilation et de désassimilation.

Les globules rouges du sang sont les vecteurs de l'oxygène et par conséquent les agents directs des oxydations; celui-ci passe par endosmose à travers les capillaires pour aller effectuer les *combustions* extravasculaires.

C'est la matière colorante du sang, l'*hémoglobine*, qui a pour propriété d'attirer l'oxygène de l'air ambiant et de le priver de son principe actif.

On admet généralement aujourd'hui que la

présence de l'oxygène dans le sang est indispensable pour exciter les ganglions automoteurs du cœur. L'absence de ce gaz ou sa présence en quantité insuffisante, rend les contractions régulières et simultanées impossibles.

En d'autres termes, la présence de ce fluide n'est pas nécessaire pour que les contractions du cœur s'effectuent; mais il est prouvé que, sans lui, elles sont irrégulières.

Les expériences de Brown-Séquart ont démontré que l'oxygène augmentait les propriétés vitales de la moelle épinière, des nerfs moteurs et sensitifs.

« Comment expliquer ces résultats si remarquables, se demande le Dr Rabuteau, surtout ceux qui ont été obtenus sur les cadavres des suppliciés ? Il me paraît indubitable, ajoute-t-il, qu'ils sont l'effet, d'une part, de la continuation de la nutrition, et d'autre part, de l'exagération de cette même fonction. Quand la mort violente de l'individu vient d'avoir lieu, celle des éléments anatomiques et des humeurs n'est pas encore effectuée, et le sang peut encore y entretenir la vie, qu'il soit lancé par le cœur ou par un appareil inorganique quelconque étranger à l'individu. Ce qui vient confirmer cette vérité, ce sont encore des expériences de Brown-Séquart qui ont démontré que l'irritabilité musculaire semble pouvoir être maintenue pendant un temps indéfini dans des membres séparés du corps, et dans lesquels on injecte du sang chargé d'oxygène. — On a vu l'irritabilité persister, dans ce cas, plus de cinquante heures après la mort, et des membres irrigués par ce sang, conserver la souplesse et l'irritabilité musculaire, tandis que, sur le même animal, les membres privés de ce fluide régénérateur étaient rigides et qu'à cette rigidité succédait la putréfaction. »

Trousseau, après avoir lu le livre de M. Demarquay (*Essai de pneumatologie médicale, recherches physiologiques, chimiques et thérapeutiques sur les gaz*), eut l'idée d'expérimenter les inhalations de gaz oxygène pur dans certaines dyspepsies où l'organisme ne peut supporter une alimentation réparatrice et s'épuise par une déperdition quotidienne ; il en obtint des résultats aussi remarquables au point de vue thérapeutique, qu'inattendus et paradoxaux au point de vue physiologique.

La malade sur qui Trousseau expérimenta était anémique et épuisée par l'allaitement ; sa figure était absolument celle d'un cadavre ;

la faiblesse allait croissant; cette faiblesse était même telle, que la malade ne pouvait s'asseoir dans son lit sans tomber en syncope.

« Comme les toniques et les ferrugineux, dit-il, avaient échoué, et que l'anorexie était absolue, je résolus d'essayer des inhalations d'oxygène, afin de raviver l'appétit et de faciliter la digestion. Dès le 14, la malade commença ce nouveau traitement, mais elle était si faible, que dès la seconde inspiration elle perdit connaissance, par suite de l'effort qu'elle avait dû faire pour aspirer le gaz. Cependant je recommandai d'insister et de lui faire respirer, à plusieurs reprises, cinq à six litres en tout d'oxygène dans le courant de la journée. — Pendant trois jours, la quantité de gaz respirée fut bien peu considérable et l'amélioration bien peu sensible. Mais à partir du 19, la malade put s'asseoir impunément sur son lit et mangea un peu.

« Le pouls ne battait plus que 104 fois par minute. Le 21 elle se lève pendant une heure, demande à manger, surtout des légumes. Il n'y a plus que 92 pulsations et la peau est fraîche. Le 24, le pouls tombe à 80; la malade descend au jardin et dit avoir un appétit *vorace;* en effet, elle mange deux portions ce jour-là et n'en a pas assez le soir. »

Quelques jours après la jeune femme demandait à quitter l'hôpital.

« Ce qu'il y a d'étrange et d'inattendu dans le fait de l'inspiration de l'oxygène, ajoute l'illustre clinicien, c'est que chaque inspiration produit dans la poitrine un sentiment de fraîcheur agréable; c'est que le pouls étant, par exemple, à 84 le 30 avril, au moment où la malade va respirer dix litres de gaz, il tombe à 76 au moment où elle a fini, et reste à ce chiffre pendant tout le temps de la visite; c'est qu'enfin le pouls devient filiforme après trois respirations d'oxygène seulement et reste tel, pendant les deux ou trois minutes que dure l'expérience. — Ce qui prouve, s'il en était besoin, que l'hématose ne s'accomplit pas dans les poumons, mais qu'elle a lieu dans les capillaires généraux; que pendant l'acte respiratoire il y a simple échange de gaz dans les organes, dits de l'hématose; et qu'enfin l'oxygène agit presque immédiatement sur le système nerveux vaso-moteur et détermine la contraction des parois vasculaires. »

Dans l'état normal, le sang ne renferme que 18 à 20 centimètres cubes d'oxygène.

M. P. Bert s'est occupé de l'influence toxique de l'oxygène accumulé dans le système circulatoire sous l'influence d'une forte pression, et il est arrivé à cette conclusion que la dose toxique de ce gaz dans le sang est moins de deux fois plus considérable que la dose normale.

Voici, du reste, les conclusions de l'auteur :

« 1° L'oxygène se comporte comme un poison rapidement mortel, lorsque sa quantité dans le sang artériel s'élève à environ 35 centimètres cubes par 100 centimètres cubes de liquide ; 2° l'empoisonnement est caractérisé par des convulsions qui représentent, suivant l'intensité des accidents, les divers types du tétanos, de la strychine, de l'acide phénique, de l'épilepsie, etc.; 3° ces accidents, que calme le chloroforme, sont dus à une exagération du pouvoir excito-moteur de la moelle épinière ; 4° ils s'accompagnent d'une diminution considérable et constante de la température interne. »

Nous n'avons publié ces conclusions que pour bien montrer que l'oxygène est moins inoffensif qu'on ne le suppose généralement, et nous nous hâtons d'ajouter comme correctif, et pour ne pas épouvanter nos clients, que la pression de la cloche à oxygène de l'établissement thermal est trop peu considérable pour que, dans aucun cas, ils aient à redouter l'influence toxique de ce gaz.

Régime et hygiène. — Le régime doit occuper une large place dans toutes les affections que l'on traite à Vichy. La régularité dans l'heure des repas est d'une grande importance. — Les personnes qui ne vivent pas dans les hôtels où l'on est servi à heure fixe, ne devront pas l'oublier.

Une alimentation vicieuse et mal réglée est la cause d'un grand nombre de maladies, ou du moins elle contribue à les entretenir.

En fait de régime, le meilleur, le seul réellement profitable est celui que le malade sait, d'après sa propre expérience, le mieux supporter.

Il est cependant certaines règles communes qu'il ne faut pas négliger. C'est ainsi que les potages légers gras ou maigres, les viandes blanches, la chair de poisson, les légumes non farineux, conviennent aux estomacs malades. — Les viandes fortes, le bœuf, le mouton, le gibier, les vins généreux, peuvent d'une façon générale être autorisés dans les autres affections, à moins de contre-indication particulière.

Nous ne saurions trop recommander la variété dans les aliments.

« L'homme et les animaux sont ainsi faits,

que, pour leur nourriture comme pour d'autres choses, ils se lassent de suivre toujours la même voie; et, en bien des choses, le changement même pour le pire est accepté par l'économie, non-seulement sans dommage, mais quelquefois avec avantage. Nous sommes étonnés des effets considérables que produit un simple changement de lieu : celui qui chaque jour se livrait à un exercice convenable, qui avait un régime quelquefois moins bon, un air moins pur et se livrait au même exercice; celui-là, dis-je, éprouve une sorte de transformation et de mieux-être qui ne sont, en définitive, que le résultat de l'excitation nouvelle produite sur l'économie par des impressions inaccoutumées.

« Pour le régime, il en est de même. Nous constatons, en effet, que l'estomac se fatigue aisément des mêmes aliments et que ses fonctions sont, au contraire, favorablement excitées par le changement de régime. L'expérience démontre que si, dans nos repas ordinaires, nous sommes rassasiés par une somme déterminée d'aliments qui ne pourrait pas être dépassée sans produire quelques désordres digestifs; au contraire, si nous prenons part à un banquet dont les mets sont nombreux et variés, nous pouvons ingérer sans

dommage une quantité presque double d'aliments. » (Trousseau.)

De même qu'on s'habitue à manger à des
heures régulières et à n'éprouver qu'à ces
heures-là le besoin de le faire, on s'habitue
de même à exonérer son gros intestin, à dé-
charger sa vessie à certains moments réguliers
aussi de la journée, que l'on peut à volonté
éloigner ou rapprocher.

Les malades qui viennent à Vichy et qui
sont incommodés par une constipation opiniâtre dépendant d'une paresse de l'intestin,
devront se présenter à la garde-robe chaque
jour, à la même heure ; quand bien même,
dans les premiers temps, leurs efforts seraient
inutiles, ils devront persévérer, et bientôt ils
arriveront à des résultats satisfaisants.

Si la mastication est une condition essentielle pour toute bonne digestion, elle devient
encore plus indispensable chez les personnes
âgées, dont les mâchoires ne fonctionnent plus
avec la régularité et l'ardeur qu'elles avaient
dans leur jeunesse. La nourriture doit être
prise avec lenteur, alors même que la sensua-
lité s'abriterait, comme dans le cas dont parle
Brillat-Savarin, « sous l'égide d'un dindon
vierge avantageusement farci. »

L'auteur de la *Physiologie du goût,* après

avoir dit tout le bien que peut dire des truffes un gourmand passionné, nous raconte qu'un de ses amis qui en avait mangé *avec énergie,* faillit en être victime, parce qu'une truffe avait échappé à la mastication : « ses dents n'avaient pu soutenir le travail qui leur avait été imposé ; plusieurs de ces petits osselets avaient émigré et les autres ne conservaient pas la coïncidence désirable.

« On ne vit pas de ce qu'on mange, dit un vieil adage, mais de ce qu'on digère. » Il faut donc digérer, et cette nécessité est un niveau qui couche sous sa puissance le pauvre et le riche, le berger et le roi.

Peu de gens savent ce qu'ils font quand ils digèrent ! La plupart sont comme M. Jourdain, qui faisait de la prose sans le savoir. » — Il paraît que M. Jourdain *fut bien plus content,* quand le philosophe l'eût rendu certain que ce qu'il faisait était de la prose. — Nous espérons occasionner aussi une grande satisfaction à nos lecteurs (je parle au masculin — ces détails ont trop de trivialité pour intéresser le beau sexe) en leur indiquant les principaux moyens de faciliter la digestion. — Insistons tout d'abord sur la nécessité d'un exercice modéré après chaque repas.

Les médecins les plus éminents de notre

époque ont confirmé la plupart des applications de l'exercice dans la thérapeutique des affections de l'appareil digestif :

« Le défaut d'un exercice régulier, écrivait Chomel, dans son *Traité des dyspepsies,* est l'une des causes les plus fréquentes de la dyspepsie ; son influence sur le dérangement des organes digestifs est d'autant plus grande que le sujet a des muscles plus forts et plus aptes à supporter le mouvement : la vie sédentaire est généralement, par ce motif, plus nuisible aux hommes qu'elle ne l'est aux femmes, qui, d'ailleurs, trouvent dans la surveillance et les soins du ménage une cause de mouvement que n'ont pas les hommes. Un exercice modéré est un auxiliaire indispensable pour les bonnes digestions ; on pourrait dire proverbialement qu'on digère avec ses *jambes* autant qu'avec son *estomac.* C'est donc un des points les plus importants à considérer dans le traitement de la dyspepsie. »

Les promenades sont assez variées et assez à proximité de toutes les habitations pour que les buveurs puissent se procurer cette distraction dans les meilleures conditions.

On fera bien d'arpenter un peu les allées du parc avant d'aller s'asseoir autour des tables de la Restauration, où l'on se réunit en si grand nombre pour humer le mazagran traditionnel.

Le café, par son alcaloïde, la caféine, diminue non-seulement l'urée, mais l'acide urique et les urates. Il est en général salutaire aux goutteux, s'ils ne prennent pas d'aliments en excès. Ainsi que la gravelle, la goutte est inconnue en Turquie, aux Antilles et dans les colonies, où l'on prend du café à toutes les heures du jour.

Pour prouver non-seulement l'inocuité, mais les avantages du café dans la diathèse urique, Rogues rapporte qu'on avait défendu à un vieux colonel, atteint de gravelle, l'usage du café, auquel on avait substitué l'eau d'orge, l'eau de graine de lin et un régime sévère. La maladie s'aggrava et les forces s'affaiblirent. On permit alors le retour au café et un régime meilleur ; les forces se rétablirent et la *gravelle disparut sans retour.*

Le café trouve son excellent emploi chaque fois qu'il existe de la prostration, de la céphalalgie, de la somnolence.

A l'exception des personnes qui ont des palpitations cardiaques, à qui je l'interdis, j'ordonne volontiers le café, *une fois par jour,* à tous les malades qui viennent à Vichy.

Je dis une fois par jour, parce que je considère comme dangereuse l'excitation *trop répétée* du café sur le système nerveux.— Celui-ci, comme le système musculaire de la vie de relation, les fibres de l'estomac, de l'intestin, de la vessie, se fatigue après avoir été mis en éveil; le relâchement, un état dépressif succèdent aux contractions musculaires; on a même parlé de paralysies à la suite, d'un abus excessif.

Pris au contraire à dose modérée, le café a une action marquée sur la vigueur musculaire. A la suite d'une communication faite en 1850 sur ce sujet, par Gasparin, on fit des recherches pour se convaincre de cette influence si étonnante du café. On dut bientôt se rendre à l'évidence, en comparant les mineurs belges et les mineurs français d'Anzin. Ces derniers, quoique se nourrissant mieux que les premiers, mais ne faisant pas usage du café, étaient obligés de renoncer au travail des mines qu'ils avaient d'abord essayé.

Des expériences tentées en 1860 par Jomaud, avec quelques amis, ont confirmé depuis ces faits : — 120 grammes de café en poudre et 3 litres d'infusion faite avec 200 grammes de divers cafés, leur permirent de supporter un jeûne absolu de sept jours entiers et consécutifs, sans rien retrancher de leurs occupations habituelles. — Ils purent même se livrer à un exercice musculaire plus actif et plus prolongé que celui qu'ils prenaient ordinairement, sans éprouver d'autres troubles organiques qu'un peu de fatigue et un amaigrissement assez faible.

Un des phénomènes qui frappèrent le plus l'auteur de ces expériences, fut la diminution marquée de toutes les sécrétions, de la sueur en particulier, qui fut réduite, pendant l'exercice de la marche, au cœur de l'été, à la simphe exhalation cutanée. — Nous autorisons donc volontiers le café après le premier repas, mais nous voulons qu'il soit pris comme le prenait M. de Voltaire, c'est-à-dire... *chaud*.

Nous proscrivons de la façon la plus absolue les boissons glacées, que l'on aspire avec un chalumeau, sous prétexte de prendre du café glacé.

C'est une habitude funeste qui entraîne chaque année de nombreux accidents : le plus immédiat et le plus fréquent est un arrêt momentané du travail de la digestion, qui ne s'accomplit plus que très-laborieusement.

Mais on ne prend pas seulement du café sous l'ombrage des arbres du vieux parc, on y fume aussi, et... beaucoup. — « Pourquoi fume-t-on? — s'écrie Michel Lévy. C'est pour guérir cette maladie de la civilisation qui s'appelle l'ennui, »

Quelle que soit l'époque à laquelle l'ennui a élu domicile chez nous, qu'elle date de Jean Nicot ou qu'elle remonte plus haut, je ne puis m'empêcher de dire quelques mots sur les influences dangereuses du tabac; et je le ferai, sans imiter Fayon, médecin de Louis XIV, qui humait voluptueusement une prise, pendant qu'il débitait une philippique contre l'usage de cette solanée.

Tout le monde connaît les effets que le tabac à fumer produit chez ceux qui n'y sont pas habitués : céphalalgie, nausées, légère ivresse, indigestion, etc...

Mais ce qu'on ne sait pas assez, c'est qu'il agit sur les facultés de l'entendement et peut produire des accidents cérébraux. L'intelligence se trouble et devient plus lente, l'appétit se perd, et par suite, une faiblesse générale se déclare; des céphalalgies violentes se manifestent; on doit enfin s'attendre, comme accidents locaux, à des inflammations des muqueuses buccale, laryngienne et linguale, et, en définitive, à une diminution notable des propriétés gustatives qui entraîne la nécessité de faire usage d'excitants pour les réveiller.

Je sais bien que ces faits sont heureusement l'exception, et que l'habitude une fois contractée, ces inconvénients ne se montrent plus ; mais je sais aussi qu'il faut mettre sur le compte du tabac bon nombre de dyspepsies, de laryngites et d'autres affections.

On devra s'abstenir de fumer, autant que faire se pourra, dans la plupart des affections du tube digestif et des voies respiratoires.

On cherchera alors par tous les moyens possibles à se guérir de cette funeste habitude, qui n'offre aucun avantage et donne lieu à des accidents.

A l'habitude de fumer se joint celle de boire, et ici se présente la question du *bock* et du *petit verre*.

« L'usage immodéré de l'alcool est certainement une des causes les plus actives de décrépitude et de dégradation intellectuelle. L'intelligence, dans ce cas, en attaquant l'homme moral, devient un crime de lèse-société ; non-seulement elle éteint les sentiments généreux et fait tout sacrifier à cette passion grossière ; non-seulement elle fait commettre les actions les plus atroces, les plus immondes ; mais son influence fatale se fait encore sentir sur la génération issue de l'homme assez coupable pour souscrire à sa dégradation et à celle des enfants qui naîtront de lui. »

Ce sombre tableau n'est point fait pour les personnes bien élevées qui se donnent rendez-vous à Vichy : aussi n'avons-nous jamais — presque jamais — à déplorer dans notre cité thermale, les maux de l'alcoolisme, ces enfants d'une des plus grossières sensualités. — Nous n'éprouvons donc aucune crainte à préconiser l'alcool comme complément de tout repas : — il fait mieux utiliser les aliments en activant la sécrétion des sucs gastrique et pancréatique, en dissolvant les graisses et en favorisant les contractions de l'estomac.

Enfin, par le stimulus qu'il exerce sur le système nerveux, l'alcool ranime, du moins, d'une manière temporaire, l'énergie des fonctions vitales.

L'alcool est utile toutes les fois qu'il y a un défaut de sécrétion du suc gastrique ou une hypéresthésie stomacale.

Dans la première variété de dyspepsie, l'alcool augmente la sécrétion du suc gastrique ; dans la seconde, il produit une certaine anesthésie de l'estomac.

Lorsque les repas ont été suffisamment arrosés et que d'autre part on va boire au

X

sources, on est peu tenté d'ingurgiter de la bière dans l'intervalle. — Nous consacrons cependant quelques lignes à cette boisson, dans l'intérêt de ceux qui sont atteints d'une soif inextinguible.

La bonne bière renferme de la dextrine, des matières azotées, albuminoïdes et protétiques, des matières gommeuses, des phosphates et des carbonates alcalins ; principes qui, pour la réparation de nos tissus, ont une importance capitale.

La bonne bière est donc une excellente boisson, pourvu qu'on en use comme du vin, avec modération. Mais, on désigne souvent sous ce nom des mélanges hétérogènes qui ne contiennent aucun des éléments sains et nutritifs que nous venons d'énumérer.

Il est donc de toute nécessité de ne boire que de la bière dont la composition soit parfaite et dont la fabrication ne soit pas trop hâtée.

Pour prouver que nous avons raison de nous élever contre les falsifications et la mauvaise préparation, il est bon d'ajouter que M. Pasteur a mis naguère à l'ordre du jour des études de l'Institut, la fabrication de la bière, dont il blâme le mode de préparation.

Que les buveurs infatigables qui tiennent à

conserver la régularité et l'intégrité de leurs fonctions digestives, s'adressent donc à un produit qui présente toutes les conditions d'une bonne composition.

La digestion, chez les personnes âgées surtout, s'accompagne parfois d'une certaine envie de dormir : il semble que la nature affaiblie ne peut suffire à la fois au travail de la digestion et à l'excitation des sens.

Si le besoin est trop impérieux, il pourrait y avoir inconvénient à y résister ; mais d'une façon générale je repousse la sieste : elle énerve beaucoup plus qu'elle ne repose ; la digestion n'en reçoit cependant aucune mauvaise influence.

Dans les premiers moments de la digestion, il est dangereux de se livrer aux travaux de l'esprit, plus dangereux encore de s'abandonner aux jouissances génésiques.

« Cette observation contient un avis, même pour la jeunesse, qui ne regarde à rien ; un conseil pour les hommes faits, qui oublient que le temps ne s'arrête jamais, et une loi pénale pour ceux qui sont du mauvais côté de cinquante ans. » (Brillat-Savarin.)

Nous n'avons pas entrepris de faire un livre d'hygiène ; nous allons donc clore ces courtes observations, dont l'importance n'échappera à personne, par quelques considérations sur les actions musculaires, ces précieux moyens hygiéniques de relever les constitutions affaiblies, dans ce siècle chloritique et nerveux par excellence.

« Les anciens puisaient dans les exercices du corps, non-seulement la force, l'émulation, le patriotisme ; mais la fatigue et aussi le désir de ne rien perdre de leur vigueur, les obligeaient à rester vertueux. Quand ils cessèrent de l'être, ils furent conquis. La décadence politique d'un peuple est toujours précédée de sa décadence morale. »

L'exercice habituel a pour propriété de rendre les mouvements plus faciles, plus déliés, et de les associer plus rapidement entre eux et avec les sensations; de les soustraire à la longue à l'influence de notre volonté et de diminuer insensiblement la conscience de nos efforts.

« L'exercice doit être progressif, pas trop fréquemment répété, et alterné avec des repos.

« Quand on compare (*De l'habitude dans ses rapports avec la physiologie et l'hygiène.* — A. Pauly. Th. Paris, 1872) l'état musculaire à l'état de santé générale des individus livrés à des professions sédentaires, avec celui des travailleurs ou de ceux qui fréquentent les salles de gymnase, on peut très-bien constater les effets d'un exercice habituel. Les gens de la campagne sont incontestablement plus robustes et moins exposés aux maladies que les habitants des villes. »

Les effets de l'exercice se résument dans une accélération de tous les mouvements organiques qui président à la nutrition.

De la désassimilation plus rapide, résultent une plus prompte assimilation, un plus grand travail de nutrition et une élimination plus complète des éléments inutiles à l'organisme.

Employé avec modération sans provoquer de lassitude, c'est-à-dire dans des conditions réparatrices suffisantes, l'exercice sous toutes ses formes (gymnastique, escrime, danse, équitation, etc.), établira un juste équilibre entre toutes les fonctions qui s'accompliront désormais avec plus de régularité. La respiration deviendra plus large, l'appétit augmentera, les digestions seront plus faciles, le sommeil plus réparateur.

La gravelle, la goutte, la glycosurie, l'obésité, ont été guéries ou considérablement atténuées par les effets de l'exercice et du régime combinés.

M. Durand-Fardel recommande encore l'usage de l'exercice dans les cas de dyspepsie, dans les gastralgies, dans les engorgements du foie : « Il ne faut jamais oublier, dit-il, que la gymnastique est une des conditions essentielles du libre accomplissement des fonctions abdominales. »

Nul doute aussi que les affections nerveuses si nombreuses, qui trouvent leur source dans une existence sédentaire ou mondaine, ne soient susceptibles de ressentir une amélioration sensible de tout ce qui peut augmenter l'activité des fonctions organiques.

Rappelons, pour mémoire, qu'il existe un programme de gymnastique en chambre ; toutes les personnes qui sont obligées de rester inactives et qui l'ont suivi, en ont ressenti les meilleurs effets.

On est convenu, dans le public, de regarder comme une *bonne chose* les préceptes que nous venons de formuler ; mais en définitive on ne les suit pas. On se montre aussi négligent des précautions qui préviennent une maladie, qu'empressé, dans la suite, à s'enquérir des moyens de la guérir le plus tôt possible, quand elle est survenue.

« Il serait à désirer, dirons-nous en terminant, avec le Dr Pauly, pour l'avenir de notre pays et pour l'éloigner désormais d'une partie des causes énervantes qui ont failli causer sa perte, que l'on instituât en France des établissements publics de gymnastique. Comme les Grecs et les Romains, nous y puiserions la force physique, l'émulation et le désir de vaincre quand même! »

ETUDE PHYSIOLOGIQUE

DES ALCALINS,

DU

BICARBONATE DE SOUDE EN PARTICULIER

Nous avons cru utile de faire précéder l'étude de l'action des Eaux de Vichy de considérations générales sur les effets de la médication alcaline.

Nous considérons cette étude comme indispensable, et nous l'avons entreprise sans redouter d'être appelé *chimiâtre,* bien persuadé que si la physique et la chimie ne contiennent pas le secret de la vie, un certain nombre des lois qui régissent la machine animale sont cependant réductibles au mécanisme physico-chimique.

Nous nous montrons ainsi l'humble disciple de nos plus éminents physiologistes qui, sans patauger dans les illusions décevantes et les impasses du matérialisme scientifique, recherchent le mécanisme des phénomènes vitaux dans un creuset et demandent à la clinique la consécration des révélations de leur cornue.

Nous ne voudrions pas conclure de l'expérience de laboratoire à l'expérience clinique ; mais nous pensons que l'une doit éclairer l'autre : — la chimie doit ouvrir les voies, servir de base à la thérapeutique. — S'il existe parfois un désaccord entre les recherches scientifiques et l'observation médicale, la contradiction n'est, le plus souvent, qu'apparente et exceptionnelle. Au reste, on ne peut nier que, dans beaucoup de ses applications, la médecine ne repose sur les données certaines que la physique et la chimie lui ont fournies : « Vouloir isoler et séparer la science médicale de ces soutiens naturels, dit M. Jaccoud, est une tentative insensée. »

On désigne exclusivement en médecine, sous le nom d'alcalins, les *carbonates* des métaux alcalins.

On considère les alcalins comme des médicaments *altérants*, c'est-à-dire comme des agents propres à modifier les humeurs de l'organisme, de façon à les rendre moins propres à réparer les tissus et en même temps moins aptes à fournir des matériaux d'entretien à certains processus pathologiques aigus ou chroniques, tels que les phlegmasies, par exemple, ou certains vices constitutionnels.

Comme nous le montrerons plus loin, les

alcalins en général, le bicarbonate de soude
en particulier, qui est le principe le plus actif
et le plus abondant des Eaux de Vichy, ont
pour propriété de diminuer les oxydations :
— ces effets sont dus à la destruction des globules rouges du sang ; sous l'influence prolongée du traitement alcalin, la quantité d'u-
rée éliminée normalement en vingt-quatre
heures, diminue, le pouls et la température
s'abaissent.

A la suite de l'administration des alcalins,
la fluidité du sang est augmentée et sa coagu-
lation diminuée ; c'est ainsi que chez les animaux empoisonnés par l'ammoniaque, le sang
est devenu incoagulable.

Il en résulte, à la longue, un état d'anémie,
d'appauvrissement, qui a été mis en lumière
par le Dr Loffler, dans les expériences qu'il a
entreprises sur cinq étudiants.

Après les avoir soumis pendant huit jours
à l'usage du bicarbonate de soude à la dose
de 8 grammes, il fit l'analyse du sang, et il fut
constaté : 1° que la couleur et la consistance
du sang se rapprochaient de celles du jus de
cerises, c'est-à-dire qu'il était beaucoup plus
pâle et plus fluide que normalement ; 2° que
les globules rouges étaient plus pâles et les
leucocythes plus nombreux ; 3° que la propor-

tion d'eau était plus considérable, tandis que les matières solides et les matières grasses avaient diminué de quantité; 4° que la peau était pâle, le pouls faible et ralenti et le penchant à l'action musculaire et cérébrale émoussé.

Le Dr Boghoss, Constant (*Th. in.*, Paris, 4 août 1870), a cherché à se rendre compte sur lui-même de l'effet des alcalins. Il a pris pendant dix jours 5 grammes de bicarbonate de soude, immédiatement avant son déjeûner, dans un demi-verre d'eau. Les résultats de son expérience sont consignés dans le tableau suivant :

Première période sans bicarbonate de soude

DATES	Urines des 24 heures.	Réaction.	Densité.	Aspect après refroidissement.	Urée des 24 heures.
1870 fév.					
8-9	1437	acide.	1020	clair.	20.71
9-10	1304	—	1020	clair.	18.74
10-11	1146	—	1026	dépôt.	20.21
11-12	1144	—	1029	—	20.13
12-13	1142	—	1025	—	19.13
13-14	1183	—	1024	clair.	19.82
14-15	1050	—	1027	dépôt.	19.14
15-16	1272	—	1022	clair.	19.44
16-17	1028	—	1026	—	17.62
17-18	1395	—	1023	—	21.73
Moyenne.	1210		1024		19.67

Deuxième période, sous l'influence de 5 gr.
de bicarbonate de soude pris en une fois
avant le déjeûner.

DATES.	Urines des 24 heures	Réaction.	Densité.	Aspect après refroidissement	Urée des 24 heures
1878 fév.					
18-19	1035	acide.	1025	clair.	17.95
19-20	1282	—	1024	dépôt.	20.35
20-21	1318	faibᵗ acide.	1024	clair.	20.05
21-22	1063	—	1027	—	18.44
22-23	1230	—	1022	dépôt.	16.42
23-24	1134	très-lég., alc.	1025	clair.	15.00
24-25	1159	faibᵗ acide.	1026	—	16.70
25-26	1145	—	1027	—	17.83
26-27	1487	—	1021	—	17.48
27-28	1019	—	1028	—	19.47
Moyenne	1188		1024		17.96

Le Dʳ Boghoss constate :

1° Que la quantité des urines, loin d'augmenter, a plutôt diminué. Le bicarbonate de
soude n'est donc pas diurétique *à la dose de*
5 grammes ;

2° Que l'acidité des urines a diminué, mais
n'a jamais disparu complétement;

3° Que la quantité d'urée éliminée a été
moins considérable;

4ᵉ Que la densité de l'urine a peu varié.

Il a en outre noté, du côté de la circulation,
un ralentissement des battements cardiaques

et une diminution peu appréciable de la calorification. Ajoutons que vers la fin de la seconde période de cette expérience, il s'est trouvé dans un état d'anémie profonde, il a eu quelques vertiges, il a éprouvé des faiblesses dans les jambes et maigri d'une manière notable. Des épistaxis répétées sont survenues vers la fin de cette même période. — Ce n'est que cinq ou six semaines après la fin de son expérience que tous les symptômes d'anémie se sont dissipés.

Ces faits sont assez éloquents pour nous autoriser à parler encore une fois de réserve, de prudence, de modération, de *contrôle*.

Non, les Eaux de Vichy ne sont pas aussi anodines qu'on le croit généralement, et chaque année des touristes quittent notre ville avec une santé délabrée, pour avoir usé d'une façon intempestive et immodérée du traitement thermal.

Faut-il en accuser les Eaux de Vichy ? — Non, assurément ; le mal doit être imputé au malade et non au médicament.

Il en est, du reste, des eaux alcalines comme de tous les autres agents thérapeutiques : — à dose modérée, l'économie en reçoit les plus heureuses modifications ; à dose excessive, elle en est toujours impressionnée d'une façon fâcheuse, sinon irrémédiable.

De là la nécessité d'une direction; — nous ne cesserons de recommander l'intervention et les conseils des hommes de l'art, dut-on nous reprocher de trop parler *pour notre paroisse*.

Mais passons..... notre profession est au-dessus des mesquineries et des petitesses de métier !

Parmi nos sécrétions, à l'état normal, les unes sont alcalines, comme la salive, le suc pancréatique, le suc intestinal et surtout la bile; les autres sont acides : sueur, urine, suc gastrique.

Mais ces sécrétions n'ont pas forcément une réaction alcaline ou acide. L'état du sang et par conséquent une alimentation particulière, ou l'usage de certains agents thérapeutiques, amènent des modifications : la salive peut devenir acide; l'urine devient neutre ou alcaline.

Sous l'influence de l'alimentation, les sels alcalins qui entrent normalement dans la composition du sang, éprouvent des variations sensibles. Les habitants des villes, qui prennent peu d'exercice, mangent beaucoup de viande et peu de légumes, ont une tendance à la diminution de l'alcalinité du sang. Les habitants des campagnes, au contraire, qui prennent beaucoup d'exercice, ont les fonctions des poumons et de la peau très-actives, se nourrissent surtout de légumes frais et de fruits, ont le sang plus alcalin.

Ce fait a une certaine importance au point de vue de la tolérance des alcalins qui, dans le premier cas, pourront être supportés à doses plus fortes et pendant plus longtemps que dans le second, sans amener les accidents qui résultent de leur emploi.

Le passage des alcalins à travers les parenchymes glandulaires modifie les sécrétions de ces organes et peut modifier les glandes elles-mêmes.

Il est souvent difficile, à la vérité, de reconnaître les effets produits sur l'appareil sécréteur lui-même. Les modifications du liquide sécrété sont plus faciles à observer.

Le foie, les glandes sudoripares, les reins, sont les organes principaux de cette élimination.

La bile, qui est naturellement alcaline, est rendue plus fluide, plus abondante, par l'usage des alcalins, et par conséquent elle acquiert une action dissolvante plus considérable sur les matières grasses.

L'alimentation végétale et surtout les végétaux verts, fournissent à l'organisme une grande proportion de sels alcalins ; or, on a remarqué que les bœufs nourris d'herbe fraîche n'avaient pas de calculs dans la vésicule biliaire. — De là ressort l'indication des eaux alcalines contre les calculs hépatiques.

L'acidité de la sueur diminue considérablement peu de temps après l'administration des préparations alcalines ; et quand la quantité d'alcali absorbée a été assez grande, la sueur devient neutre et même alcaline.

L'*urine*, chez l'homme, a une réaction acide, mais cette acidité est très-variable suivant l'alimentation, l'état de santé ou de maladie : une nourriture animale l'augmente, les carnivores ont l'urine très-acide ; une nourriture végétale tend à la diminuer, les herbivores ont l'urine alcaline. Les animaux à la diète ou à jeun, et qui vivent de leur propre substance, ont les urines fortement acides. Les fièvres, les inflammations augmentent l'acidité de l'urine ; les affections à caractère adynamique avec dépression des forces, petitesse du pouls diminuent cette acidité : néanmoins, dans ces cas, l'urine est rarement alcaline.

Si l'alimentation, les maladies, font varier

la réaction de l'urine, on doit supposer que l'usage des alcalins donnés à doses suffisantes aura un effet plus rapide et plus marqué. C'est ce qui arrive : 10 grammes de bicarbonate de soude par jour rendent les urines neutres ou alcalines.

Les alcalins à haute dose augmentent la sécrétion urinaire, et sont rapidement éliminés par cette voie. M. le Dr Mauricet (th. inaug.; Paris, 1863) a démontré, dans ses expériences sur les chiens, que tous les sels alcalins ne s'éliminent pas avec la même facilité : le bicarbonate de soude s'élimine beaucoup plus lentement que le bicarbonate de potasse.

A doses élevées les alcalins purgent.

Une partie seulement du bicarbonate de soude se transforme en chlorure, dans l'estomac, sous l'influence de l'acide chlorydrique du suc gastrique; la majeure partie est absorbée et éliminée en nature.

En résumé, les effets des alcalins sont passagers; mais s'ils sont donnés tous les jours pendant un certain laps de temps, la somme de ces actions passagères produit, en réalité, un état continu parfaitement caractérisé, dont l'exagération produit une débilité profonde qu'on a désigné jadis, d'une façon impropre, du nom de *cachexie alcaline*.

En démontrant l'action des carbonates alcalins sur la nutrition, nous avons démontré,
par cela même, l'action des sels organiques
qui se transforment en carbonates. Ainsi les
acétates de potasse, de soude, les tartrates,
les citrates des mêmes bases, introduits dans
l'économie, produisent les mêmes effets que
les alcalins.

Il est bien entendu que cela n'est vrai que
lorsque ces sels sont administrés à faible dose
comme *tempérants*, suivant l'expression admise, et non à haute dose, de façon à
produire des effets purgatifs, en traversant
le tube digestif, comme dyalitiques; en un
mot, il ne s'agit ici que des sels considérés
comme introduits par absorption dans la
profondeur de l'économie.

Les fruits qui renferment des malates, des
tartrates et citrates acides, etc., tels que les
cerises, agissent de la même façon; ils rendent
aussi les urines alcalines lorsqu'ils sont pris à
dose suffisante. On ne s'étonnera donc plus
de voir un même état morbide modifié de la
même façon par les carbonates alcalins et par
les fruits et les sels acides à base alcaline,
puisque ces derniers donnent naissance aux
premiers sels dans l'économie.

On a employé les alcalins dans la goutte, la

gravelle, le diabète, les affections du foie, du tube digestif, de l'estomac en particulier, dans les maladies des voies urinaires, etc. Nous n'étudierons pas ici le rôle des alcalins dans chacune de ces affections, — il est identique à celui des Eaux de Vichy, et nous renvoyons pour cette étude au chapitre qui traite des applications de la médication thermale alcaline.

En dehors de ces affections, sur lesquelles les alcalins sont généralement considérés comme très-efficaces, nous allons énumérer les maladies qui en sont l'objet d'une application moins fréquente et moins universellement admise.

Les alcalins ont été préconisés : 1° contre l'*entéro-colite* des enfants, où les selles sont parfois si acides, que des linges imbibés de ces matières et envoyés au blanchissage, ont été rapportés en charpie, comme si on les avait trempés dans un acide concentré;

2° Contre *les phlegmasies*, et en particulier celle du poumon, pour diminuer la plasticité du sang, fluidifier les sécrétions et dissiper les exsudats inflammatoires.

Cette médication est depuis longtemps employée en Angleterre et vantée par Hey (de

Leeds), Percival (de Manchester), Saunders et autres;

3° Contre la *phthysie pulmonaire*, au commencement de la maladie, chez des sujets jeunes, vigoureux, sanguins.

D'après M. Lhuys (*Thès. inaug.*), les tubercules pulmonaires commencent par une petite exsudation sanguine, sur laquelle l'action dissolvante et spoliatrice des alcalins peut avoir un certain effet. Plus tard, le tubercule se forme et fournit à l'analyse des matières albuminoïdes imparfaites (cholestérine, acides gras, sels à base de soude, etc.), sur lesquels les alcalis *peuvent* encore avoir une action. — Le sang des phthysiques est surchargé d'éléments graisseux qui n'ont pas été brûlés dans le poumon et qui se déposent en grande partie dans le foie, qui subit la transformation graisseuse.

Les alcalins, en raison de leur propriété dissolvante des graisses, semblent indiqués; mais on comprend que leur emploi doit être subordonné à l'âge, à la force, au tempérament du malade et qu'il n'exclut pas les précautions hygiéniques, ni même un traitement plus actif.

Pour faire manger les phthysiques avancés, Trousseau donnait souvent du bicarbonate de soude au commencement du repas et quelques gouttes d'acide chlorydrique à la fin; mais dans ce cas, c'est sur l'estomac et non sur la maladie elle-même qu'il cherchait à agir;

4° La médication alcaline a donné des succès réels, en modifiant l'état diathésique général de la *diphtérie* et l'état local du *croup,* arrêtant la formation des fausses membranes et favorisant leur disparition.

Dans la diphtérie, le sang est très-couenneux au début, ainsi que l'a démontré M. le professeur Bouillaud, et laisse exsuder des productions riches en fibrine. On a dû nécessairement chercher des agents, fluidifiant du sang, qui diminuent cette tendance à donner des dépôts fibrino-albumineux. Les alcalins remplissent tout particulièrement cette indication. — Aussi M. Marchal de Calvi les a-t-il préconisés pour diminuer cet excès de plasticité du sang. M. Moissenet accorde aux alcalins la première place dans le traitement de la diphtérie.

On doit cependant prescrire les alcalins vers la fin de la maladie ou ne les employer que localement. Le sujet se trouve en effet très-affaibli et l'on doit le soutenir en s'adres-

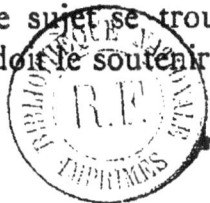

7

sant surtout aux toniques pour s'opposer à l'intoxication diphtéritique.

Nous sommes personnellement porté à croire qu'on a exagéré la valeur des alcalins dans ce cas, et nous admettons plus volontiers le traitement local que le traitement général.

Localement, les alcalins agissent manifestement sur les fausses membranes qui tapissent l'arrière-gorge en les aidant à se ramollir et à se détacher ;

5° Les solutions alcalines sont très-utiles contre les démangeaisons, le prurit, etc.

Les *epiphytes de la teigne* ne se développent que dans un milieu acide; aussi toutes les pommades destinées à attaquer cette maladie renferment-elles une forte proportion de sels alcalins.

Les alcalins agissent très-heureusement dans diverses affections cutanées, soit en favorisant la desquamation des cellules épidermiques qui prolifèrent, comme dans *l'icthyose,* soit en détruisant dans le *pityriasis versicolor,* les champignons qui, comme le *microsporon furfur,* se développent sur les téguments.

On peut dire d'une façon générale que, comme fluidifiants, les alcalins ramollissent l'épiderme, détergent la peau des matières furfuracées et sébacées, et empêchent la formation des produits parasitaires qui se développent dans un milieu acide. En favorisant les fonctions de la peau, ils s'opposent à un excès de travail de la part du foie et préviennent ainsi les maladies de cet organe.

Les bains alcalins locaux sont recommandés par M. Payan, contre les plaies atoniques, quand les chairs restent blafardes, languissantes, avec une tendance mal prononcée vers la cicatrisation.

M. le professeur Hugues Bennet a employé avec succès les alcalins dans l'*impetigo* et l'*eczéma chronique*. Ils sont également utiles dans l'*acné*, la *couperose* et la *dartre squammeuse*.

M. Garrod a recommandé le bicarbonate de soude contre le scorbut, s'appuyant sur ce fait que les végétaux frais et verts, dont l'efficacité est merveilleuse pour combattre les manifestations scorbutiques, sont très-abondants en sels alcalins.

En somme, peu de succès bien constatés dans ce cas pas plus que dans la maladie scrofuleuse, où les alcalins ont été employés comme résolutifs.

Nous aurions pu ajouter encore quelques

maladies à celles que nous venons de passer
en revue; mais nous croyons devoir nous borner à l'exposé des applications de la médication alcaline qui présentent le plus d'intérêt.

Les indications étant données, il ne reste
plus qu'à en faire un emploi rationnel, et c'est
ici que commence la difficulté : — tantôt on
devra employer des doses élevées, tantôt (le
plus souvent) des doses très-faibles; dans certains cas, il faudra en prolonger longtemps
l'usage; dans d'autres, on ne devra les prescrire qu'accidentellement.

Employés dans une juste mesure, avec des
indications formelles tirées de la maladie, de
sa nature, de l'âge, de la force, des habitudes
du sujet, etc., ces agents peuvent rendre de
grands services en raison de leurs nombreuses
propriétés et de la puissance de leur action
thérapeutique.

Le médecin prudent et éclairé ne devra jamais prescrire légèrement les alcalins.

En dehors des cas bien tranchés, quand des
conditions défavorables ne lui permettront pas
d'agir avec une certitude suffisante, il sera de
son devoir de se renfermer dans une sage modération; — le médecin, du reste, sait user
d'autant de prudence pour prévenir les acci-

dents, qu'il déploie de zèle pour les combattre dès qu'il s'aperçoit de leur développement.

Nous croyons en avoir assez dit pour pouvoir maintenant aborder avec fruit l'étude proprement dite des Eaux de Vichy : nous nous trouverons plus d'une fois en présence des mêmes affections et nous nous appuierons sur la plupart des considérations et des expériences qui viennent d'être signalées, pour instituer un traitement analogue : — comme on le verra, nous obtiendrons aussi des résultats analogues.

PROPRIÉTÉS DES EAUX DE VICHY

Nous avons déjà parlé de l'action débilitante des Eaux de Vichy, action qui s'explique par leur propriété fluidifiante des éléments du sang.

Mais nous avons ajouté qu'il fallait attribuer le plus souvent cette débilité à l'abus du traitement minéral.

Et, en effet, la médication alcaline est employée chaque jour avec avantage dans le traitement de diverses maladies, caractérisées par un trouble profond de la nutrition, une exagération de la désassimilation, une cachexie profonde.

C'est surtout en régularisant les fonctions digestives qu'elle produit une amélioration de la nutrition et de l'assimilation, et c'est en favorisant la digestion des aliments azotés qu'elle exerce tout particulièrement une influence heureuse sur les fonctions de l'estomac.

Cette heureuse influence se fait sentir tant que les eaux, par le bicarbonate de soude surtout qu'elles contiennent, n'ont pas détruit l'acidité de l'estomac, indispensable à la digestion des matières albuminoïdes. — D'où indication très-nette d'en user, ni trop longtemps, ni à dose trop élevée.

Les anciens médecins considéraient les Eaux de Vichy comme purgatives ; aujourd'hui elles paraissent plutôt avoir pour effet de rendre les sécrétions muqueuses beaucoup moins abondantes, moins épaisses et moins plastiques.

Nous sommes de l'avis du Dr Cahen, qui, dans une communication faite à la Société d'hydrologie sur cette question : les Eaux de de Vichy sont-elles purgatives? a déclaré qu'il serait aussi inexact de dire que ces eaux produisent généralement de la constipation que de prétendre qu'elles purgent habituellement.

Leurs effets varient selon les individus, suivant les idiosyncrasies ; leur influence purgative se manifeste surtout en rétablissant d'abord la régularité de la digestion stomacale et consécutivement de la digestion intestinale, en facilitant le cours de la bile.

Ces données s'expliquent, du reste, par ces deux considérations ; à savoir : d'une part, que la plupart des individus qui suivent le régime thermal sont naturellement constipés, et que les eaux sont loin de réussir toujours à faire cesser ces constipations; d'autre part, que bon nombre de personnes sont sensibles à certaines influences météorologiques, telles que les orages, ou bien aux constitutions diarrhéïques qui règnent souvent aux mois d'août et de septembre, et qui suffisent quelquefois pour empêcher la tolérance minérale.

L'action des Eaux de Vichy est complexe.

On a cherché à formuler la spécialité d'action des diverses sources, en disant que la *Grande-Grille* s'administre dans les affections digestives, les engorgements du foie et de la rate, les obstructions viscérales, les calculs biliaires, la gravelle urique; que la source de *l'Hôpital* est indiquée dans des cas analogues; mais que, moins excitante, elle convient mieux aux personnes délicates et nerveuses et rend des services dans les métrites chroniques, les tumeurs des ovaires, etc.; que le *Puits-Carré* et le *Puits-Chomel* se prescrivent dans le catarrhe pulmonaire, la dyspepsie nerveuse, l'impressionnabilité morbide des bronches; que les *Célestins* sont salutaires dans les maladies des reins et de la vessie, la gravelle, les calculs, le diabète; que les sources *Lucas* et des *Acacias* se rapprochent de celle des *Célestins;* que la source *d'Hauterive* répond à des indications analogues; que les sources *Lardy* et *Mesdames* sont applicables dans les cas semblables; mais que de plus, en raison de leurs principes ferrugineux, elles conviennent dans l'appauvrissement du sang, la chlorose et ses complications, les convalescences difficiles, etc.

Nous insisterons plus loin sur chacune de ces indications; mais nous pouvons dire dès à présent que ces eaux s'approprient exceptionnellement à tous les états morbides de l'appareil biliaire; elles tendent à régulariser la sécrétion dans les flux bilieux périodiques, dans les sécrétions insuffisantes, à rendre très-évidemment à la bile ses qualités normales.

Elles sont formellement indiquées dans les coliques hépatiques, les engorgements du foie, l'hépatite, etc.

Les coliques néphrétiques sont presque toujours enrayées, à moins qu'elles ne soient très-fréquentes, très-rapprochées.

Elles sont le remède altérant le plus efficace pour détruire les effets toxiques du ferment miasmatique paludéen dont la présence, quelque minime qu'elle soit, empêche toujours le retour complet des malades à un état parfait de santé.

Enfin, elles sont employées avec le plus

grand avantage pour la guérison de la maladie et la reconstitution du tempérament morbide du malade, dans toutes les diathèses à
forme anémique, lorsque ces affections sont
la conséquence d'un tempérament débilité,
soit par l'influence du genre de vie, de digestions incomplètes, soit par suite de maladies
chroniques.

L'expérience n'a pas confirmé l'opinion si
consolante du Dʳ Nicolas sur l'utilité des Eaux
de Vichy contre certaines maladies du cœur,
qu'elles soient ou non la conséquence d'un
vice rhumatismal ou goutteux. — La pratique
de tous les médecins attachés à la station hydro-minérale de Vichy n'a point corroboré les
résultats annoncés, au sujet de l'action dissolvante du bicarbonate de soude sur les caillots
spontanés, dans l'hypertrophie simple ou
complexe du cœur, l'induration et l'épaississement des valvules, le rétrécissement des ori-
fices, etc.

On considère généralement aujourd'hui le
traitement thermal de Vichy comme contre-
indiqué dans les affections organiques du cœur
et des gros vaisseaux, aussi bien que dans
toutes les maladies où il existe une altération
du sang avec prédominance de l'élément séreux et diminution de la fibrine.

La fluidité plus grande du sang peut en effet amener une hémorrhagie cérébrale, surtout chez les personnes âgées, affaiblies, ou dont les fonctions digestives s'accomplissent mal.

Il est intéressant de relever quelques chiffres de statistique publiés par le Dr Durand (de Lunel), médecin en chef de l'hôpital militaire de Vichy. (*Statistique des résultats consécutifs du traitement thermal de Vichy.*)

« En résumé, dit l'auteur de la note que nous venons de citer, nous avons traité à l'hôpital militaire de Vichy, pendant les années 1863, 1864, 1865, 1,550 malades sur le compte desquels il nous est parvenu, de six à dix mois après le traitement, des renseignements officiels. Sur ce nombre, ces renseignements nous ont signalé 352 guérisons, 444 cas de grande amélioration, 375 cas de simple amélioration, 164 cas de faible amélioration, 169 résultats négatifs, 8 cas d'aggravation et 30 décès, dont 12 avaient eu lieu à l'hôpital militaire de Vichy.

Parmi les 12 malades qui sont morts dans cet établissement, 11 nous avaient présenté un état désespéré à l'arrivée et avaient à peine pu faire usage des Eaux ; le 12° est mort frappé de syncope, dans un bain.

Les résultats statistiques que nous venons
de signaler ne laissent aucun doute sur l'efficacité des Eaux de Vichy dans les diverses
affections dont l'Académie de médecine et le
conseil de santé des armées ont recommandé
le traitement dans cette station; ils commencent à préciser le degré de cette efficacité dans
chacune de ces affections; mais de nouveaux
résultats de ce genre sont encore nécessaires
pour couronner l'œuvre d'investigation com-
mencée. »

Nous tenons à enregistrer l'opinion de
M. Lefort sur les Eaux de Vichy, considérées
comme agent d'expulsion des calculs.

D'après lui, ces Eaux jouent un rôle tout à
la fois chimique et mécanique. — Introduites
dans l'économie, elles ne sont jamais rendues
dans le même état qu'elles ont été absorbées :
les bicarbonates sont convertis en sesqui-car-
bonates et en carbonates neutres dont l'action
dissolvante sur les matières organiques ne
peut être mise en doute. Comme les calculs
urinaires et biliaires ne sont que des assem-
blages de cristaux plus ou moins microscopiques, cimentés par des mucus ou de la matière organique, il en résulte que cette substance, disparaissant par le fait de la dissolution dans les carbonates, les sels, comme le

phosphate ammoniaco-magnésien, sont réduits à l'état pulvérulent et entraînés au dehors par l'excès même de l'eau minérale ingérée, et qui joue dans cette circonstance le rôle de véhicule.

M. Mialhe, tout en faisant des restrictions sur cette manière de voir, déclare qu'on ne peut nier que ces eaux ne soient aptes à opérer sur certains calculs uriques, de formation récente, un commencement de dissolution ou tout au moins de ramollissement, et qu'elles ne puissent même, en dissolvant le mucus qui d'ordinaire leur sert de ciment, effectuer quelquefois leur désagrégation : conditions propres à en faciliter l'expulsion.

Ces. faits trouvent leur confirmation dans les recherches de Darcet (*Annales de chimie et de physique,* t. XXXI), qui a trouvé que l'urine des buveurs d'eau de Vichy, contenant beaucoup de mucus en dissolution, se putréfie très-promptement en produisant une grande quantité d'ammoniaque et infecte l'air des chambres.

M. Mialhe préconise les boissons alcalines comme traitement préventif des calculs de cholestérine, d'acide oxalique, d'acide urique et de ses congénères, et il s'appuie sur l'opinion de Golding-Bird (*De l'urine et des dé-*

pôts urinaires, 1861), qui soutient que cha-
que fois qu'on fait circuler un bicarbonate alcalin dans le sang, ce bicarbonate exerce une
certaine influence sur les éléments *naissants*
de ces matières moins fortement protégées
par la vie, en même temps qu'il occasionne
la formation des matériaux solubles susceptibles d'être excrétés facilement sous cette
dernière forme.

Quant à l'opinion reprochée aux Eaux de
Vichy de favoriser et d'augmenter la déposi-
tion des phosphates triples (phosphate de
chaux ammoniaco-magnésien) sur les calculs
d'acide urique ou oxalique et de donner lieu
à des calculs alternants, elle a été combattue
par Darcet (*Loc. cit.*); il appuie les conclusions qui suivent sur des faits chimiques qui
ne souffrent pas la discussion : — 1° L'ammoniaque dégagée par les tissus altérés des
voies urinaires est toujours le point de départ
et la cause de formation des calculs phosphatiques et alternants;

2° Les eaux alcalines bicarbonatées ne peuvent dans aucun cas donner lieu à la formation des calculs phosphatiques et alternants,
au contraire; — comme elles modifient l'état
pathologique de la muqueuse vésicale et flui-
difient les urines sécrétées, elles peuvent être

avantageusement employées dans le traitement de toutes les affections calculeuses et
graveleuses.

Nous nous bornerons à ces considérations
générales que nous avons cherché à étayer
de l'opinion de quelques personnalités scientifiques.

Comme nous n'avons pas voulu entreprendre une panacée, nous en resterons là,
pensant qu'il est plus utile d'étudier en particulier les propriétés des Eaux de Vichy appliquées à chaque maladie.

Les généralités ont, du reste, le grand tort
de planer dans le vague, de laisser un champ
trop vaste à l'imagination : elles sont le plus
souvent ennuyeuses et peu profitables !

MALADIES TRAITÉES A VICHY

MODE D'ACTION DES EAUX
DANS CHACUNE DE CES MALADIES

Nous donnerons une description sommaire des principaux symptômes de chaque maladie; une énumération rapide fera connaître les agents thérapeutiques qui peuvent seconder les effets de la médication thermale alcaline.

Voici l'ordre qui sera suivi : — 1° affections du tube digestif et de ses annexes, le foie et la rate; 2° affections de l'appareil génito-urinaire; 3° affections diverses : rhumatisme, goutte, chlorose, obésité, etc...

Il est évident que nous ne pouvons parler en détail de chacune des affections que comporte ce cadre; nous nous apesantirons de préférence sur celles qui sont l'objet d'une application plus fréquente et plus immédiate des Eaux de Vichy.

Nous allons tout d'abord étudier la dyspepsie sous ses différentes formes; puis nous dirons quelques mots des diverses affections de la muqueuse stomacale; ce n'est qu'ensuite que nous parlerons des perturbations morbides de la rate et du foie.

AFFECTIONS DU TUBE DIGESTIF

DYSPEPSIE SOUS SES PRINCIPALES FORMES.

GASTRITE AIGUE ET CHRONIQUE. — GASTRALGIE.

GASTRORRHÉE.

DE LA DYSPEPSIE.

Le mot *dyspepsie,* pris dans son acception étymologique, veut dire *difficulté de la digestion.* C'est un phénomène qui reste subordonné à des états morbides très-différents les uns des autres et est rarement assez prédominant pour constituer une espèce pathologique. La dyspepsie est moins une maladie qu'un symptôme commun à un grand nombre de maladies.

La dyspepsie peut avoir pour point de départ : 1° une excitation trop considérable et constamment répétée de l'estomac; l'excitabilité de l'organe s'épuise à la longue; les sécrétions ne se font plus ou ne se font que sous l'influence d'excitants de plus en plus énergiques; il en résulte nécessairement avec

le temps un trouble profond de la digestion ;—
2° un fonctionnement irrégulier du système
musculaire gastro-intestinal. Son excitabilité
peut être diminuée, affaiblie, et l'individu di-
gèrera mal parce qu'il y aura, si je puis ainsi
dire, arrêt dans les contractions de l'estomac;
elle peut être au contraire exagérée, et alors
l'individu cessera de digérer convenablement,
parce que les contractions de son estomac seront trop multipliées, trop énergiques.

La contractibilité exagérée de l'estomac
peut reconnaître pour cause une perturbation
survenue dans les fonctions du système nerveux ganglionnaire; elle peut être due à
l'abus des substances excitantes introduites
dans la cavité même de l'organe, et qui
agissent plus ou moins directement sur son
appareil contractile. (Trousseau.)

L'habitude de prendre des aliments ou des
liquides en trop grande quantité, en distendant
l'estomac au-delà de ses limites normales, détruit à la longue la tonicité musculaire de ses
fibres. Il arrive alors pour l'estomac ce qui
arrive pour la vessie, par exemple, qui, sous
l'influence d'une rétention d'urine trop longtemps prolongée, finit par se paralyser. Cet
état asthénique de l'estomac est la cause pro-

chaine de la dyspepsie à laquelle sont sujets les grands buveurs et les gros mangeurs.

Les troubles dans les fonctions du gros intestin, la constipation en particulier, entraînent très-fréquemment ceux des fonctions gastriques.

Les maladies du foie, de l'appareil urinaire, de l'utérus, du cœur, les diverses cachexies, les diathèses tuberculeuse, goutteuse, rhumatismale, dartreuse, ont une action sympathique des plus prononcées sur l'appareil gastro-intestinal. — Quelles que soient les causes de la dyspepsie, elle se résume en dernier ressort en cette exagération ou cette diminution dans l'activité des mouvements ou des sécrétions de l'estomac, que nous avons signalée en commençant.

Aussi, sans y insister davantage, nous allons nous occuper des diverses formes de dyspepsies et énumérer les agents thérapeutiques qui peuvent seconder l'action bienfaisante des Eaux de Vichy.

Dyspepsie liée à une gastrite chronique. — Il existe de l'inappétence, de l'amertume de la bouche; la langue est habituellement couverte d'un enduit saburral; souvent il y a des nausées, des vomituritions, de la *pituite*, etc...

Les Eaux de Vichy ne réussissent pas toujours à rendre normales les sécrétions viciées de l'estomac, et la phlegmasie de la membrane muqueuse gastrique peut céder plus facilement, dans certains cas, à l'emploi des acides. On a vu les acides et les alcalins réussir également chez des individus différents, dans des cas en apparence absolument semblables.

Les vomitifs et les purgatifs administrés avec réserve sont employés comme moyen substituteur : ce sont des modificateurs puissants.

Le sous-nitrate de bismuth, la craie préparée, c'est-à-dire le carbonate de chaux précipité du chlorure de calcium par le carbonate de soude, pour être moins énergiques et moins rapides dans leurs effets, n'en sont pas moins très-actifs.

Dyspepsie avec boulimie. — Le malade éprouve constamment une sensation de vide dans l'estomac; à peine a-t-il mangé que, deux heures, une heure après son repas, l'appétit se fait de nouveau vivement sentir, sinon un appétit réel, du moins un faux besoin. Alors même qu'elle est satisfaite, cette faim est accompagnée d'un sentiment de faiblesse très-prononcé, surtout chez les femmes gastralgiques.

Les alcalins ne doivent être ordonnés que lorsque l'excitabilité musculaire, dont l'exagération est cause des accidents que nous venons de décrire, a été régularisée dans une certaine mesure. Ce résultat sera obtenu par la belladone (1 à 2 centigr.) lorsqu'il existe de la constipation; par l'opium, lorsque les entrailles sont dérangées. Le laudanum de Sydenham est encore la préparation la plus commode. On le prescrit par gouttes, en commençant par *une seule*. Le malade doit le prendre avant de manger.

Dyspepsie flatulente. — Immédiatement après l'ingestion des aliments, des gaz se produisent en quantité plus ou moins considérable, dans l'estomac, dans l'intestin, qu'ils distendent, et cette distension amène le développement du ventre, à tel point que les malades, trop à l'étroit dans leurs vêtements, sont obligés de les desserrer.

Les Eaux minérales sont ici d'une incontestable utilité, mais elles ne veulent être prises qu'à dose très-modérée et leur usage doit être secondé par l'emploi des amers, du quassia amara en particulier. La magnésie est égale-

ment ordonnée avec succès : on retire de réels
bénéfices de l'usage de l'anisette fine de Hollande, de la liqueur jaune de la Grande-Char-
treuse, après le repas. — Le traitement hydro-
thérapique est indiqué.

Dyspepsie acide. — Les acides de l'estomac se produisent en quantité considérable.
A peine les malades viennent-ils de manger
qu'ils ont des renvois aigres, et que, après
leur repas, ils rendent quelquefois des matières
acides en plus ou moins grande quantité.

Lorsque cette dyspepsie s'invétère, suivant
M. Gendrin, tout est acide jusqu'à l'haleine,
des aphtes se forment, les gencives se bour-
souflent, les dents s'érodent circulairement à
leur collet, sous l'influence du topique irri-
tant qui les baigne.

La grande majorité des troubles de l'estomac, et particulièrement la dyspepsie acide,
tiendraient, d'après M. Pétrequin (de Lyon),
à l'insuffisance accidentelle des lactates de
soude et de magnésie, qui sont assez répan-
dus dans l'organisme.

L'application de la médication thermale
alcaline contre la dyspepsie acide, paraît irra-
tionnelle au premier abord.

Il est en effet démontré aujourd'hui que

les alcalins, loin de neutraliser l'acidité du suc gastrique, amènent au contraire une réaction physiologique suivie d'une hypersécrétion de ce liquide.

Aussi les alcalins n'agissent-ils pas en neutralisant directement le suc gastrique, mais en modifiant les procédés ultérieurs de la digestion stomacale, en raison de leurs propriétés de rendre les sécrétions moins acides ou plus alcalines.

En d'autres termes, le traitement thermal agit moins en neutralisant les acides qu'en imprimant à l'économie, tout entière une modalité particulière, en vertu de laquelle les fonctions se sont régularisées et les sécrétions ont cessé d'être trop acides.

Il n'a été question jusqu'ici que des dyspepsies, dont les causes semblent avoir agi primitivement et directement sur l'estomac. Disons maintenant un mot des dyspepsies qui accompagnent si fréquemment les affections chroniques du foie, de l'utérus, les maladies diathésiques, les cachexies palustres, etc.

Les Eaux de Vichy sont d'une merveilleuse efficacité pour combattre les accidents dyspeptiques qui se lient aux maladies du foie et de la rate (engorgements spléniques et hépatiques, cachexie palustre, etc.).

L'efficacité de la médication thermale alcaline est d'une notoriété si populaire, que les
malades du Nivernais et du Berri, du Bour-
bonnais et de l'Auvergne, où les fièvres intermittentes sont endémiques dans certaines lo-
calités, ne manquent jamais d'aller chercher,
soit à Pougues, soit à Vichy, la guérison des
accidents consécutifs à l'empoisonnement
miasmatique. Ici, dit Trousseau, la notoriété
publique est d'accord avec l'observation médicale.

Il paraît d'abord étrange, à première vue,
de donner à des malades dont le sang est si
évidemment appauvri, des alcalins qui sont
regardés comme des *dissolvants* par excellence. — Mais, comme nous l'avons déjà dit
ailleurs, l'étonnement cesse lorsqu'on se sou-
vient de l'heureuse influence de l'Eau de Vichy sur les phénomènes de la digestion, qui
est si profondément troublée dans la cachexie
palustre : — oui les alcalins, oui les Eaux de
Vichy ont une action dissolvante sur le sang,
une influence débilitante sur l'économie; mais
cette action, cette influence trouvent un con-
trepoids d'une grande valeur dans l'amélioration sensible qui se produit du côté de la
nutrition et de l'assimilation. — On peut dire
que l'organisme reçoit beaucoup plus qu'il ne

perd. — Au reste, nous pensons que les choses se passent ainsi, non-seulement pour les affections du foie et de la rate, mais encore pour toutes les maladies que l'on traite à Vichy. — Sous l'influence du traitement thermal, l'appétit est augmenté, les digestions laborieuses deviennent faciles, les phénomènes de l'assimilation s'accomplissent sur une plus vaste échelle; l'économie, non-seulement emmagasine des éléments de résistance pour lutter contre la déperdition, mais encore elle acquiert des forces nouvelles, une activité plus grande — ce n'est qu'exceptionnellement, à la suite de l'abus des eaux alcalines, par exemple, que les malades voient la débilité s'accroître, l'épuisement faire de nouveaux progrès.

La théorie que nous venons de développer trouve une nouvelle application dans les affections utérines; — les troubles utérins, qu'ils soient la cause ou la conséquences des troubles gastriques, cèdent facilement, dès que les phénomènes de la digestion ont été régularisés, dès que l'estomac a repris son énergie première. Il semble que, dans ce cas, l'économie soit mieux apte à profiter du traitement local. La santé générale se fortifiant, l'utérus perd sa susceptibilité morbide, le catarrhe se guérit et les lys et les roses de la santé remplacent les pâles couleurs de la chlorose et de la consomption!

Il est évident que pour relever les aptitudes de l'estomac, lorsque l'inappétence, l'irritation gastrique coïncident avec une anémie profonde, une faiblesse excessive, on devra, en dehors de la médication alcaline, avoir recours aux martiaux, aux toniques, aux ferrugineux. — Nous n'avons pas besoin d'ajouter qu'une alimentation réparatrice est la première des conditions curatives.

D'une façon générale, les troubles digestifs dépendant d'une lésion générale ou locale de l'organe (ulcère, cancer, etc.), sont une contre-indication du traitement thermal.

Cependant, dans certains cas, les Eaux minérales alcalines soulagent beaucoup les malades, en calmant le pyrosis et les aigreurs. C'est surtout à petite dose que les Eaux de Vichy peuvent être utiles dans ce cas.

Nous recommandons aux malades chez qui la sécrétion du suc gastrique est insuffisante, d'aller aux sources avant leurs repas. — Dans le cas contraire, dans la dyspepsie acide, on ne prendra l'Eau de Vichy qu'après avoir mangé, et jamais à jeun.

GASTRITE AIGUE

Cette affection est excessivement rare, en tant qu'affection spontanée. — Elle est caractérisée par une douleur, le plus ordinairement vive, lancinante, siégeant au creux épigastrique, augmentant par la pression, par les mouvements du tronc et par l'ingestion des liquides.

Il y a une inappétence complète, des nausées et des vomissemements difficiles et douloureux ; le pouls est accéléré, la chaleur du corps s'élève, etc...

Le traitement hydro-minéral ne convient pas dans la période inflammatoire ; il ne doit être appliqué que dans la période de rémission, pour ranimer les forces digestives, qui sont plus ou moins engourdies. Il faut les ranimer doucement et compléter l'usage des Eaux de Vichy par l'emploi des antiphlogistiques et des révulsifs internes : — on hâte ainsi la résolution et on prévient le passage de la gastrite à l'état chronique. On ne commencera l'alimentation que lorsque tous les accidents aigus auront été calmés. On débutera toujours par les substances les plus douces, comme le lait, le bouillon, le poulet, etc., puis on augmentera en raison directe de la tolérance de l'estomac.

GASTRITE CHRONIQUE

Elle ne succède que rarement à l'état aigu et est presque toujours primitive. — Les digestions sont d'abord pénibles ; elles s'accompagnent de malaise, de douleurs épigastriques, de céphalalgie, de renvois acides et même de vomissements. — L'ingestion des aliments et des boissons stimulantes augmente communément la douleur et le sentiment d'angoisse des pauvres malades. L'appétit est en général sensiblement diminué. Il existe presque toujours une constipation opiniâtre ou il y a des alternatives de diarrhée et de constipation.

Comme les fonctions de l'estomac ne peuvent être perverties longtemps sans que la nutrition en souffre d'une manière notable, on peut donc avoir recours à la diète. — Elle serait nuisible dans ce cas.

Comme, d'un autre côté, les digestions sont fort laborieuses, il faudra choisir parmi les aliments solides ceux qui, par leur nature ou en raison de l'idiosyncrasie des sujets, seront le mieux supportés. — Les Eaux de Vichy aideront d'une façon fort heureuse à faciliter le travail préparatoire de l'assimilation. — Elles seront surtout utiles chez les malades tourmentés par des aigreurs.

Dès qu'une amélioration évidente se sera manifestée, on donnera les préparations de kina et les ferrugineux.

Ce que nous venons de dire s'applique spécialement à la gastrite chronique simple ; s'il existe une ulcération du côté de l'estomac (gastrite chronique ulcéreuse — ulcère simple — ulcère perforant) les malades seront soumis exclusivement à la diète lactée ; ils vivront de lait pur coupé avec de l'Eau de Vichy.

Il est pourtant quelques malades qui, exceptionnellement, ne peuvent supporter le lait ; on remplace alors cet aliment par des panades, par des décoctions mucilagineuses, par des bouillons de poulet, par des gelées, par quelques fécules ; on n'arrive à des aliments plus substantiels que progressivement et lorsque la maladie semble toucher à la guérison.

GASTRORRHÉE

Cette affection, toujours symptômatique et liée soit à une altération organique, soit à une névrose de l'estomac, soit à une affection constitutionnelle, comme la goutte, consiste dans l'expulsion par la bouche, avec ou sans effort de vomissement, d'un liquide provenant de l'estomac, tout à fait aqueux, ou d'une con-

sistance visqueuse, filant, transparent, le plus
souvent acide ou salé. — L'usage des Eaux
de Vichy doit être alors secondé par l'emploi
de la magnésie et des autres carbonates.

GASTRALGIE

Les synonimes donnés à cette affection, gas-
trodynie, colique d'estomac, crampe d'estomac, servent à désigner la douleur vive, exa-
cerbante, avec malaise et anxiété, qui fait le
fond de cette névralgie. Rien de variable, du
reste, comme la forme que prend cette douleur :
— elle est lancinante et dilacérante chez les
uns, brûlante chez les autres; quelques malades la comparent à une morsure; à d'autres, il semble que l'estomac, distendu de plus
en plus, va éclater; ou bien, c'est un sentiment de pression, de constriction, comme si
une main de fer ou un étau tendait à appliquer l'épigastre contre la colonne vertébrale.

Les crises gastralgiques peuvent se renou-
veler à des époques plus ou moins rappro-
chées et très-variables, survenir quand le malade est à jeun ou au contraire, et c'est le cas
le plus fréquent, naître et s'exaspérer par l'ingestion des aliments.

L'appétit est très-bizarre; il est conservé
chez les uns, aboli chez d'autres. On peut dire

d'une manière générale que l'alimentation analeptique, tonique et excitante, est mieux tolérée que l'alimentation douce.

Nonobstant le trouble permanent des digestions, il est rare de voir les malades dépérir.

Toutes les causes qui épuisent, excitent, ébranlent vivement le système nerveux, unies au défaut d'exercice, donnent lieu aux névroses des voies digestives ; de là leur fréquence chez les femmes, chez les hommes de cabinet, les habitants des villes et ceux qui vivent dans l'aisance et la mollesse.

Un tempérament nerveux poussé à l'excès, une prédisposition souvent héréditaire, l'hystérie, l'hypocondrie, la chlorose, sont autant de causes favorables au développement de cette maladie.

L'usage habituel du café au lait contribue tout particulièrement à la perversion des fonctions de l'estomac.

Il est bien évident qu'on devra tout d'abord chercher à engourdir la douleur par l'usage des opiacés, de l'éther, du chloroforme, etc...

Comme il n'y a rien de plus inconstant que l'action des remèdes dans le traitement des névroses de l'estomac, il faudra prescrire fort peu de drogues et insister avant tout sur le régime.

La diète augmenterait infailliblement la susceptibilité de l'estomac; on ne devra l'observer que lorsque cet organe rejette indistinctement toutes les substances alimentaires.

Il sera bon de varier de temps en temps la nature de l'alimentation.

Il faut savoir, dit Grisolle, qu'il est des malades qu'on fait bien ou mal digérer, en changeant seulement la température de leurs aliments. C'est ainsi qu'il en est qui digèrent rapidement en buvant à la glace et en mangeant froids tous les aliments, tandis que d'autres ne peuvent digérer que les aliments et les boissons rendues plus chaudes que de coutume.

Les boissons acides, le thé, le café, et en général tous les excitants diffusibles, sont nuisibles.

On préférera les vins vieux de Bordeaux et de Bourgogne, coupés avec de l'Eau de Vichy.

Les Eaux de Vichy sont d'un grand secours dans les gastralgies chroniques; elles sont plus particulièrement applicables aux formes acessentes. (Tardieu.)

Vichy est généralement nuisible lorsque les accès gastralgiques se réveillent encore à de courts intervalles, ou lorsqu'il y a un état douloureux habituel. (Grisolle.)

Les douches en pluie froide sur tout le corps réussissent très-bien.

Il est presque inutile de rappeler que lorsqu'il y a complication de chlorose, que la gastralgie soit cause ou effet de celle-ci, il arrive alors qu'en reconstituant le sang, on remédie en même temps aux accidents dont l'estomac était le siége.

Les diverses perturbations de l'estomac que nous venons de décrire coïncident le plus souvent avec des altérations analogues du côté de l'intestin. Aussi a-t-on réuni sous le même mot, *gastro-entéralgie*, ces affections douloureuses du tube digestif.

Ce que nous avons dit du traitement de la gastralgie peut s'appliquer à la gastro-entéralgie. Seulement on pourra, on devra donner ici les remèdes en lavement; l'abdomen sera protégé contre les variations de température avec une flanelle; la liberté du ventre sera entretenue à l'aide de lavements simples; on n'aura recours aux purgatifs que très-rarement et lorsque l'indication de leur emploi sera très-évidente.

On se trouvera bien d'user des douches ascendantes.

9

Dans l'inflammation de l'intestin, à l'état chronique surtout, on usera toujours avec succès des Eaux de Vichy, soit en bains, soit en boisson.

Nos Eaux minérales, comme on le voit, sont très-utiles dans les affections du tube digestif; leur efficacité, nous allons le montrer, n'est pas moindre dans les affections du foie et de la rate.

AFFECTIONS DES ANNEXES
DU TUBE DIGESTIF

HÉPATITE CHRONIQUE. — CONGESTION DU FOIE.

HYPERTROPHIE — CALCULS BILIAIRES — COLIQUES HÉPATIQUES

ENGORGEMENT, HYPERTROPHIE DE LA RATE.

HÉPATITE CHRONIQUE.

On confond souvent l'hépatite chronique avec les diverses lésions organiques et avec les productions accidentelles du foie. — Elle peut être surtout confondue avec certaines congestions dont nous parlerons plus loin, et qui s'accompagnent d'ictère, de troubles graves des organes digestifs, de dépérissement et même d'accès fébriles le plus souvent irréguliers.

Ce groupe de symptômes se rencontre, en effet, dans l'hépatite chronique : — les malades sont languissants, leur nutrition se fait mal, ils respirent avec difficulté à cause du développement du foie qui refoule le poumon, les digestions sont presque constamment troublées, la peau est le plus souvent d'un jaune ictérique; des frissons répétés, suivis de sueurs visqueuses, quelquefois l'apparition d'une tumeur appréciable dans quelque point de l'hypocondre, annoncent la suppuration de l'organe malade. — Il importe cependant de dire que la maladie est parfois latente et influe peu sur la nutrition. — Il n'est pas rare de voir, en Algérie, dit M. Haspel, des individus au teint presque fleuri qui portent néanmoins des abcès dans le foie.

L'hépatite chronique est excessivement rare dans notre climat; elle est au contraire très-commune dans les pays intertropicaux; — il est probable que la chaleur, les variations de température, le mode d'alimentation, jouent un rôle commun dans le développement de cette affection.

On a dit aussi que les miasmes marécageux, que l'usage des eaux stagnantes, que l'abus des alcooliques et les passions tristes pouvaient provoquer la maladie, mais il n'y a encore rien de certain à cet égard.

Ce sont surtout des étrangers et d'anciens militaires qui viennent à Vichy pour demander aux naïades de la *Grande-Grille* la guérison de leur hépatite.

Le foie qui, dans la goutte régulière, se prend si habituellement, est encore plus souvent affecté, d'après Trousseau, dans la goutte anormale.

Baglivi, Stoll, Scudamore, ont décrit une hépatite chronique *goutteuse*, caractérisée par des douleurs dans l'hypocondre droit, par l'augmentation ou par la diminution du volume de la glande, appréciables à la palpation et à la percussion, par l'ictère, tout au moins par la teinte subictérique des téguments.

L'action résolutive et fluidifiante des Eaux de Vichy se traduit par une diminution notable de l'organe, après quelques jours de traitement. — Si l'Eau de la *Grande-Grille* ne prévient pas complètement les accidents qui accompagnent l'hépatite, elle est du moins toute-puissante contre l'hyperthrophie de la glande hépathique. — Son action sur la nutrition générale a pour conséquence immédiate de placer l'économie dans de meilleures conditions de vitalité, d'enrayer la formation des abcès ou de donner au sujet plus d'éléments de résistance lorsqu'il se produit de nouveaux foyers purulents. — Les Eaux de Vichy n'auraient-elles, du reste, d'autre propriété que de prévenir le dépérissement et le marasme, en régularisant les fonctions gastriques, qu'on devrait ne pas hésiter à y avoir recours.

Le moral des individus atteints d'hépatite comme celui de la plupart de ceux qui ont le foie malade, est toujours plus ou moins atteint, plus ou moins impressionnable. — Les distractions, les amusements, la musique, les promenades sous les allées ombreuses des deux parcs, sont éminemment propres à prévenir le travail toujours dangereux d'une imagination *hypocondriaque :* — la pensée n'a pas le temps de se replier sur elle-même et le corps ne subissant plus le contre-coup des inquiétudes de l'esprit, devient plus apte à résister à toutes les exigences de la vie habituelle.

Les passions dépressives, telles que la tristesse, la crainte, les émotions violentes, quelle que soit leur origine, sont le plus souvent funestes aux malades, et l'on doit mettre tout en œuvre pour les écarter.

L'estomac est, après le cerveau, l'organe le plus douloureusement affecté par les émotions morales, par l'abattement, les appréhensions : « Celui qui pense le plus, a dit Tissot, est celui qui digère le plus mal, et, toutes choses égales, d'ailleurs, celui qui pense le moins est celui qui digère le mieux. »

Nous nous rangeons donc volontiers sous l'étendard de l'école de Salerne, qui remplaçait fort spirituellement les médecins par la gaieté d'esprit : — « *Lætari in omni marbo bonum* », disait Hippocrate.

Le contentement, le calme de l'esprit et du cœur donnent, selon Galien, de l'efficacité aux médicaments : « *Cor lætum benè facit morbis : tunc enim medicamentum proficit et juvat, dum alacri animo est qui illud excipit.* »

Nous faisons jouer à la musique un grand rôle pour éloigner la tristesse. Qui ne connaît les effets surprenants de la harpe de David sur Saül? — « Souvent l'harmonie enchanta les maux et suspendit la douleur, mais sa puissance salutaire fut toujours plus marquée dans les douleurs profondes de l'esprit; seule, elle connaît le chemin du cœur : elle sait endormir les chagrins importuns, assoupir les noirs soucis, éclairer les nuages de la sombre mélancolie. » (Gresset, *Discours sur l'harmonie.*)

Les charmes d'une brillante société, les attraits de notre ville, si riante, où tout respire la vie, les conditions climatologiques nouvelles au milieu desquelles le malade se trouve placé, ajoutent leurs heureux effets à la médication thermale alcaline.

L'émigration est le premier remède à apporter au mal lorsque son développement est lié à un climat excessif.

C'est ainsi que beaucoup de créoles de nos Antilles, atteints d'hépatite chronique rebelle et avec ascite, se rétablissent en venant en Europe ou en allant se fixer au continent américain dans des pays moins chauds que ceux qu'ils habitent.

Nous signalerons encore comme adjuvant du traitement alcalin la nécessité d'entretenir la liberté du ventre avec des purgatifs salins, surtout si le sujet est fort et s'il existe des douleurs vives et des signes de congestion. — Il sera même bon, dans ce dernier cas, de recourir de temps en temps à quelque émission sanguine locale qu'on fera sur l'hypocondre ou à l'anus.

Si le foie est volumineux, on tâchera de seconder la résolution de l'engorgement par l'emploi des pommades et des topiques fondants et résolutifs, tels que les emplâtres de Vigo, les pommades mercurielles et iodées. — C'est dans le même but qu'on administre à l'intérieur le calomel, à doses fractionnées, ne s'arrêtant que lorsqu'il excite la salivation.

Congestion du foie. — Hypertrophie. —
Le foie est un des organes les plus faciles à se
congestionner.

« La richesse de l'appareil vasculaire qui
le traverse, les modifications fréquemment et
facilement imprimées à sa circulation par le
travail digestif, l'absorption veineuse si prodi-
gieusement active dans l'intestin, le voisinage
des poumons et surtout du cœur, dont les
troubles retentissent si aisément partout, et, à
plus forte raison, sur l'un des plus vastes
réservoirs du fluide sanguin; tout cela explique pourquoi le foie à une si grande tendance à se congestionner. » (Grisolle.)

Nous ne parlons pas, bien entendu, de cette
hyperesthésie accidentelle du foie, qui peut
apparaître et se dissiper en quelques heures :
— nous ne l'observons que d'une façon im-
prévue à Vichy.

Nous n'avons pour objectif que la congestion *habituelle,* la seule dangereuse, la seule
qui puisse devenir la cause d'un vice de nutrition irrémédiable, l'atrophie avec cirrhose, la
seule que l'on vient traiter dans notre cité
thermale.

L'absence de fièvre distingue surtout la congestion passive du foie de l'hépatite chronique. Les autres symptômes sont à peu près

les mêmes : augmentation de volume, douleur, pesanteur, teinte ictérique, digestions difficiles, amaigrissement, etc...

Il serait impossible de diagnostiquer une simple congestion du foie, de la distinguer, par exemple, d'une hypertrophie, si l'on ne pouvait se convaincre que l'augmentation de volume de l'organe a été brusque ou du moins très-rapide.

Au reste, il est probable que des congestions répétées peuvent finir par occasionner une exagération dans la nutrition du foie et *l'hypertrophie hépatique* ne serait alors qu'un degré de plus de la congestion.

Il est donc très-difficile de distinguer l'hypertrophie de la congestion, et à Vichy comme à Carlsbad, à Carlsbad comme à Vichy, on traite beaucoup plus de congestions que d'hypertrophies véritables.

On ne doit pas diagnostiquer à la légère une hypertrophie hépatique, chez les femmes surtout. — La déformation imprimée au foie par l'usage du corset, peut, en effet, simuler une hypertrophie : le foie déborde alors les côtes, proémine à l'épigastre ou même se prolonge jusque dans l'hypocondre gauche ; mais cet état de choses n'indique nullement qu'il y ait augmentation, soit dans le nombre,

soit dans le volume des cellules hépatiques.
Dans l'hypertrophie, l'exagération de nutrition affectant à la fois la substance rouge et la
substance jaune, il en résulte une augmentation de volume qui se traduit par un poids
plus considérable de l'organe. On a vu des
foies hypertrophiés peser jusqu'à 7, 14 et 20
kilogrammes, alors que le poids normal de la
glande hépatique est en moyenne de un kilogramme et demi à deux kilogrammes.

On n'a pas encore pu saisir l'action d'aucune cause spéciale de l'hypertrophie du foie;
on l'a observée chez des personnes qui ne
commettaient point d'écarts de régime et n'a-
vaient jamais eu de troubles des fonctions digestives.

Nous n'avons pas besoin de dire que l'hypertrophie du foie est une affection grave,
beaucoup plus grave que la congestion chronique de cette même glande.

Ces deux affections n'en sont pas moins tri-
butaires, toutes les deux, des Eaux de Vichy.
— Celles-ci ont leur réputation faite sur ce
point; elles ont pu résoudre des engorgements
énormes, et cette réputation attire tous les
ans une foule d'anglais atteints d'intumescence
considérable du foie, par suite d'un séjour
prolongé dans les Indes-Orientales.

Aucun moyen de traitement ne pourrait être comparé, pour l'efficacité et la promptitude, à l'action des douches froides.

Les procédés hydrothérapiques agissent comme révulsifs et reconstituants. On a vu se résoudre, sous leur influence, des intumescences énormes datant de plusieurs années, et dans lesquelles l'organe avait acquis une dureté *presque pierreuse.*

Comme dans l'hépatite, on a employé concurremment, et avec des succès divers, les émissions sanguines, les purgatifs répétés, les mercuriaux à l'intérieur et en frictions, les pommades iodées, les exutoires profonds, etc.

Ces diverses applications sont loin de donner des résultats aussi marqués que ceux qui accompagnent la médication alcaline.

Calculs biliaires. — Coliques hépatiques. — La vésicule du fiel et les divers conduits excréteurs de la bile sont fréquemment le siége de concrétions particulières, nommées calculs biliaires ou pierres cystiques.

Les calculs biliaires s'observent beaucoup plus fréquemment chez les femmes que chez les hommes, probablement à cause de leurs habitudes sédentaires.

Il semble résulter en effet, des recherches des auteurs, que les calculs biliaires se remar-

quent plus fréquemment chez les personnes
qui font peu d'exercices corporels, comme les
hommes de lettres et les prisonniers. C'est
peut-être cette même cause qui rend les concrétions biliaires plus communes en hiver
qu'en été.

Il est rare qu'il n'existe qu'un seul calcul;
le plus souvent il y en a un certain nombre,
et leur volume, qui peut atteindre celui d'une
noisette, ce qui est assez commun, jusqu'à
celui d'un œuf de poule et beaucoup plus encore, leur volume est en raison inverse de leur
nombre.

Lorsque les concrétions existent en grand
nombre et que leur volume est inférieur à celui d'une très-petite lentille, la maladie est
communément appelée *gravelle hépatique*.

Rien de plus variable que la configuration
et la couleur des calculs biliaires : le jaune, le
vert et le noir forment la base des diverses
nuances.

Leur consistance est ordinairement peu
considérable; quand ils sont frais, la simple
pression suffit le plus souvent pour les écraser.

Trousseau compare leur résistance habituelle à celle de la stéarine qui sert à la fabrication des bougies.

Présentés à la flamme d'une bougie, ils fondent et s'enflamment eux-mêmes, à la façon des corps gras.

D'une densité à peine supérieure à celle de la bile, ils surnagent, lorsqu'ils sont secs, quand on les met dans l'eau.

Presque tous les calculs sont formés de cholestérine et d'une matière colorante dont les proportions varient, pour la première, entre 88 et 94; pour la seconde, entre 12 et 6. (Thénard.)

Le mucus biliaire concret entre pour une large part dans la formation de certains calculs.

Suivant M. Fauconneau-Dufresne, on trouverait constamment un noyau plus ou moins volumineux; quelquefois même il y en aurait plusieurs, ce qui dépendrait, d'après Vogel, de ce que plusieurs concrétions, d'abord distinctes, se sont plus tard réunies et confondues en une seule.

Le noyau est le plus souvent constitué par la matière colorante de la bile, unie à du mucus; quelquefois il est constitué par des corps étrangers : une épingle, comme dans le cas cité par M. Nauche; un ascaride lombricoïde qui aura pénétré dans les voies biliaires, comme dans le cas dont Lobstein a reproduit l'image.

« On se rend d'autant plus facilement
compte, dit Trousseau, de la formation des
calculs biliaires, que la matière colorante de
la bile, qui n'est pas entièrement dissoute dans
le liquide, que la cholestérine, qui n'y est qu'à
l'état de suspension, constituent, pour ainsi
dire, des noyaux microscopiques, de telle sorte
que, lorsque la sécrétion de la bile se modifie,
de manière qu'il y ait augmentation dans la
proportion normale des matériaux en suspension, un grumeau de matière colorante un
peu plus gros, une paillette de cholestérine un
peu plus forte deviendra le centre du calcul,
alors surtout qu'il surviendra quelque ralentissement au cours de la bile.

« Le siége le plus habituel des concrétions
biliaires, neuf fois sur dix, est la vésicule du
fiel. Cela se comprend, puisque c'est dans ce
réservoir où la bile s'accumule normalement
que ces concrétions trouveront les conditions
de concentration des liquides et de repos les
plus favorables à la réunion, à l'agrégation
des molécules qui vont les constituer. C'est
dans la vésicule qu'elles se rencontrent en
quantité quelquefois considérable, qu'elles acquièrent un volume variable, énorme en certains cas, lorsqu'il n'existe qu'un seul calcul. »

On ne sait rien de précis sur l'influence que

l'alimentation exerce sur la production des calculs biliaires; on a accusé les aliments grossiers, les farineux, les acides et certains vins, mais rien n'est prouvé à cet égard.

Le séjour trop prolongé de la bile dans son réservoir et la difficulté de son écoulement, quelle qu'en soit la cause, doivent, on le comprend, favoriser la formation des concrétions biliaires. — Dans la plupart des cas où celles-ci se produisent, la bile est généralement plus riche qu'à l'état normal, en certains matériaux, en cholestérine surtout.

Les diverses causes invoquées sont dominées par une prédisposition particulière de l'individu, qu'il nous est impossible de comprendre. — Cette prédisposition peut être héréditaire et alors le traitement le mieux approprié, l'hygiène la mieux entendue, ne parviennent que très-rarement à prévenir ou guérir le mal : il reparaît avec une opiniâtreté désespérante du moment que les malades cessent le traitement et souvent même pendant le traitement.

C'est au moment où elles s'engagent dans les canaux excréteurs que les concrétions biliaires occasionnent les accidents qui constituent les *coliques hépatiques*. Leur déplacement produit les mêmes phénomènes aigus. —

Si les coliques hépatiques surviennent le plus habituellement après le repas principal, cela tient à ce que la sécrétion biliaire est sollicitée par le travail de la digestion; la vésicule entre en contraction pour verser dans l'intestin la bile qu'elle tient en réserve, et ce flux bilieux entraîne ainsi les concrétions qui s'étaient formées, soit dans les ramifications du conduit hépatique, soit, ce qui est le plus habituel, dans la vésicule.

Les douleurs se font sentir d'abord *au creux de l'estomac*, au pourtour de l'ombilic, à l'hypocondre droit, puis elles s'irradient dans la partie correspondante du dos et quelquefois jusqu'à l'épaule et au cou.

Il existe en même temps une agitation continuelle, une anxiété inexprimable; l'intensité des douleurs oblige le malade à changer continuellement de position, à se plier en deux, à se coucher dans mille positions bizarres. Des vomissements surviennent, la face est altérée, les yeux sont battus, un ictère peu intense et passager peut se déclarer, les urines sont jaunes et épaisses, etc...

L'attaque de colique hépatique peut se composer d'un ou de plusieurs accès qui se terminent souvent d'une manière brusque,

10

lorsque le calcul a repris sa place primitive ou lorsqu'il a été expulsé dans l'intestin.

Cependant il ne faudrait pas penser qu'il faille nécessairement que le calcul soit expulsé et se déplace pour que les accidents cessent, il suffit que la bile puisse fluer dans l'intestin, et elle finit souvent par le faire, nonobstant la présence des calculs, dont la forme irrégulière ou anguleuse laisse parfois entre la paroi et le corps étranger un passage suffisant. — Ailleurs, l'oblitération résultant de l'agglomération d'un grand nombre de calculs très-peu volumineux, la bile peut filtrer comme le fait un liquide à travers un lit de sable. Cependant il est rare que dans ces cas l'ictère cesse complètement et que le malade reprenne toute l'intégrité des fonctions digestives. (Grisolle.)

A mesure que les accès se reproduisent, leur durée devient de plus en plus longue : — ils peuvent n'être que de quelques minutes ou persister pendant douze, seize heures et même plusieurs jours de suite.

Lorsque les concrétions sont entrainées, aussitôt après leur formation, sous forme de sable ou de matières pulvérulentes, alors les malades n'éprouvent aucun accident, ou bien ils ne se plaignent que d'un sentiment de gêne peu douloureux.

La première indication du traitement de la colique hépatique est d'engourdir la douleur.

Une discussion a eu lieu en décembre 1873 à la Société de Thérapeutique, sur ce sujet : *De la colique hépatique et de son traitement.* En voici un résumé succinct :

M. Bordier regardant la colique hépatique comme constituée par une contraction spasmodique des fibres musculaires lisses des canaux, contraction dont le point de départ réflexe est dans l'irritation de la sensibilité exercée par le calcul sur la muqueuse des canaux, pense que c'est à ces deux éléments, sensibilité et contraction, que doit s'adresser le traitement de la colique, celui de la lithiase (1) étant pour lui chose toute différente.

Contre la colique, il conseille d'éviter *les purgatifs*, l'électricité, les douches et le seigle ergoté, comme pouvant amener, les uns une perforation, les autres un résultat contraire à celui qu'on cherche. Il discute ensuite le mode d'action physiologique des révulsifs sur la région hépatique, des lavements de tabac, de la belladone, de la saignée, de l'émétique à haute

(1) On désigne sous ce nom l'affection qui consiste dans la formation de concrétions pierreuses dans les voies biliaires.

dose, de l'opium, du chloroforme, de l'éther et du chloral, cherche à expliquer les bons effets obtenus par ces divers moyens et pense que l'association du chloroforme et de l'opium semble réunir le plus d'avantages. Quant au traitement de la lithiase biliaire, *l'efficacité des alcalins est généralement admise aujourd'hui*. — M. Bordier pense que les alcalins agissent sur la nutrition générale et qu'il ne faut pas borner leur action à une réaction plus alcaline de la bile et à la dissolution de ses principes en excès. — Les alcalins, dit-il, pas plus que le remède de Durande, n'ont jamais pu amener la dissolution pour ainsi dire extemporanée des calculs.

M. Dujardin-Beaumetz, s'appuyant sur une série d'expériences commencées par lui avec l'aide de MM. Laborde et Audige, et continuées par MM. Grancher et Renaut, attribue le spasme de la colique à l'excitation des papilles nerveuses que l'on remarque dans les canaux biliaires; leur exquise sensibilité est mise en éveil, même par la simple gravelle.

Le traitement de cette colique doit donc consister à diminuer la douleur et la contraction spasmodique des conduits sécréteurs : les injections hypodermiques des sels de morphine remplissent les deux indications.

M. Constantin Paul pense que, d'une façon générale, les injections et les lavements doivent être évités dans le traitement de la colique, et qu'il vaut mieux avoir recours aux suppositoires, ou mieux encore aux injections sous-cutanées de morphine. En outre, il fait observer qu'il y a deux périodes dans la colique hépatique : la première, spasmodique; la seconde, inflammatoire, et que cette dernière donne lieu à des indications spéciales.

Nous avons tenu à enregistrer ces différentes opinions; — il nous semble qu'à la suite de ce court résumé, l'usage des agents anesthésiques, de la morphine en particulier, s'impose aux praticiens, pour soulager le patient, au plus fort de l'accès. ·

Je me suis fort bien trouvé en pareille occurrence du chlorhydrate de morphine. — Le sommeil, qui est l'oubli des maux, succède assez rapidement à une injection de vingt gouttes d'une solution au trentième, et les malades se réveillent le plus souvent guéris. Le sommeil anesthésique produit une *détente* favorable pour le déplacement du corps étranger.

Indépendamment des préparations narcotiques, on devra faire usage des bains prolongés, des cataplasmes et des fomentatiorís émollientes très-chaudes.

La potion de Durande, qui avait le grand tort d'être d'un goût très-désagréable et, de plus, d'irriter le pharynx, l'œsophage, est aujourd'hui remplacée, soit par des perles.d'éther, soit par les perles d'essence de thérébentine du Dr Clertan.

Le malade peut aussi se servir des capsules gélatineuses de Lehuby, qu'il remplit luimême d'essence de thérébentine et d'éther dans la proportion de deux tiers de celui-ci pour un tiers de l'autre. Il en prend ainsi deux, trois, quatre; suivant la tolérance, on peut en porter la dose jusqu'à dix et douze dans les vingt-quatre heures. — On devra faire alterner ce traitement avec celui des Eaux de Vichy. Trousseau prescrivait, pendant huit jours de suite, chaque mois, les Eaux minérales; puis il laissait reposer le malade pendant huit autres jours, pour lui faire suivre ensuite le traitement modifié de Durande, avec les capsules gélatineuses. — Si l'individu était pléthorique, il pourrait être convenable de pratiquer préalablement une large saignée.

On insisterait sur ce moyen, on y joindrait l'application d'un nombre de sangsues plus ou moins considérable au niveau du foie, si, la colique persistant, il y avait des signes de phlegmasie des voies biliaires.

Les purgatifs doux, huileux ou salins, administrés lorsque les douleurs seront calmées, pourront entraîner les calculs dans l'intestin, en excitant la sécrétion biliaire.

L'administration des Eaux de Vichy, *intùs* et *extrà*, provoquera l'élimination des calculs qui existent, empêchera tout au moins leur accroissement et la formation de nouveaux corps étrangers.

C'est en s'emparant des matières grasses du sang, en les entraînant, en les saponifiant; c'est en dissolvant la matière colorante et le mucus, que les eaux alcalines désagrègent les dépôts déjà formés et empêchent la formation de nouvelles concrétions.

La bile, devenue en outre plus fluide et plus abondante, sollicite incessamment l'issue des produits désagrégés.

« Tant que la sécrétion biliaire reste normale, la bile n'a aucune tendance à laisser déposer les matières solides qu'elle tient en suspension, pas plus que lorsque la secrétion urinaire reste normale, l'urine ne laisse déposer l'acide urique, les phosphates ou les oxalates qu'elle contient. — Ce que nous devons, en conséquence, chercher à obtenir pour prévenir le retour des coliques hépatiques, c'est la régularisation des fonctions du foie, comme pour prévenir le retour des coliques néphrétiques, nous devons chercher à régulariser les fonctions des reins.

« C'est en répondant à cette indication que les Eaux de Vichy sont d'une incontestable utilité dans le traitement de la gravelle biliaire comme dans celui de la gravelle urinaire.

« Sous l'influence de cette puissante médication, bien dirigée, les malades perdent la fâcheuse aptitude qu'ils avaient contractée. — Ce n'est pas que les eaux alcalines aient dissous les calculs qui s'étaient formés; elles ont modifié la constitution et peut-être les organes sur lesquels elles semblent avoir une action toute particulière et toute spéciale. (Trousseau, *Clinique médicale*.)

L'auteur que nous venons de citer n'admet pas que les eaux alcalines puissent agir sur les calculs rénaux et hépatiques quand ils sont formés; mais il reconnaît qu'elles sollicitent les sécrétions biliaires et urinaires et peuvent ainsi faciliter leur expulsion.

Chaque nouvelle saison, du reste, vient confirmer les heureux résultats obtenus les années précédentes.

Dans le traitement de l'affection calculeuse

du foie, le régime occupe une place importante. L'alimentation végétale doit être préférée à l'alimentation animale. — Les malades mangent de préférence les végétaux herbacés, en évitant le beurre, l'huile, les substances grasses, qui, chez les individus dont le foie fonctionne mal, se digèrent difficilement.

Un exercice régulier, en activant les mouvements de décomposition et de composition organique, facilitera la combustion des matières grasses de l'économie.

Il est indispensable, dit le Dᵉ Tardieu, de proscrire d'une manière absolue l'usage du vin, du café, des liqueurs fermentées.

Les sucs végétaux agissent à peu près de la même manière que les eaux minérales : ils ne dissolvent pas la cholestérine, mais ils peuvent dissoudre le mucus qui agrège souvent un nombre variable de petits calculs biliaires entre eux, pour former des calculs volumineux dont l'élimination, difficile et même impossible auparavant, peut alors se faire par fragmentation.

Engorgement, hypertrophie de la rate. — L'altération qui caractérise l'engorgement de la rate a été notée dans la fièvre typhoïde et généralement dans les affections qui s'accompagnent d'une diminution de proportion dans

la fibrine du sang, mais on l'a surtout observée au début des fièvres intermittentes.

L'engorgement splénique paraît être le résultat et la suite de la fièvre, au même titre
que les hydropisies et que l'état anémique qui
l'accompagnent. — C'est le plus souvent un
état aigu, caractérisé par l'augmentation de
volume de l'organe, par la grande quantité de
sang coagulé qu'il contient, par la diffluence
de son tissu.

L'hypertrophie, plus immédiatement liée à
la diathèse palustre, à l'empoisonnement miasmatique, est, par contre, une lésion chronique dans laquelle l'organe acquiert un volume encore plus considérable.

Les individus qui portent un engorgement
considérable de la rate finissent presque tous
par avoir un teint tout particulier : leur peau,
non-seulement à la face, mais encore sur tout
le corps, prend une coloration comme grisâtre, cendrée, ressemblant à peu près au teint
des créoles : c'est ce qu'on nomme la teinte
splénique. En même temps les muqueuses se
décolorent; chez beaucoup l'appétit se perd
ou bien les digestions deviennent laborieuses.

Tous les auteurs ont tracé le portrait de
l'habitant des pays marécageux, triste roi
d'une nation dégénérée. Son œil est terne, sa

voix est grêle, sa puberté tardive, sa vieillesse précoce. Inapte au travail physique, il ne conçoit que lentement : « Là, dit Fodéré, point de joie, point d'amour. On ne rit point sur le berceau de celui qui naît, on ne pleure pas sur le cercueil de celui qui meurt. »

Les marais sont de mystérieux laboratoires de la vie et de la mort où des myriades d'êtres vivants naissent et meurent tour à tour. Il est une flore pour les marais. C'est sur leur surface et sur leurs bords que l'on voit croître et fleurir les renoncules, les nénuphars, les prêles, les glaïeuls, les joncs, les laiches, les myricas, les aulnes, les saules, etc. A cette flore correspond une faune spéciale : elle comprend les infusoires, les mollusques, les batraciens, les salamandres, les annélides, etc... Les débris de ces êtres confondus dans la vase donnent lieu, par la fermentation et la décomposition putride, aux émanations marécageuses.

On a beaucoup discuté sur leur nature et sur leur mode de propagation; — nous passerons sous silence les théories diverses qui ont été émises, pour ne nous occuper que des manifestations pathologiques de cette intoxication sur la rate.

L'augmentation de cet organe peut être

telle, qu'elle fasse une saillie plus ou moins prononcée à travers les parois du ventre, dont elle est susceptible de remplir, pour ainsi dire, la presque totalité, s'étendant à droite et au-delà de la ligne médiane, descendant jusque dans la fosse iliaque gauche, remontant dans la cavité de la poitrine, en refoulant le dia-phragme au point de gêner la respiration.

La rate ne s'engorge pas dans toutes les fièvres intermittentes ; on voit en outre très-fréquemment des engorgements considérables de la rate se développer lentement sans qu'il ait jamais existé de pyrexie.

Cela se voit surtout chez les personnes qui séjournent dans des contrées marécageuses et qui vivent d'ailleurs dans des conditions hy-giéniques déplorables : — la diathèse paraît alors s'enraciner de plus en plus chez elles et se traduit à la longue par une cachexie pro-fonde.

L'hypertrophie a une marche lente et essen-tiellement chronique : ce n'est, en effet, qu'au bout de plusieurs mois, d'une ou de plusieurs années, que la rate acquiert des dimensions énormes.

Si dans certains cas la rate peut avoir un volume considérable sans exciter aucun trou-ble bien marqué dans l'économie, le plus souvent les malades perdent peu à peu leur embonpoint et leurs forces; ils pâlissent, ils sont oppressés; tôt ou tard un épanchement séreux se forme dans le ventre, etc., etc.

Grisolle ne pense pas que la rate hypertrophiée puisse revenir à son volume normal : « une altération aussi profonde ne peut pas, dit-il, se résoudre en quelques jours, ni même en quelques semaines, à supposer même qu'elle soit curable, ce qui est encore fort contestable. »

Je sais bien qu'il est facile de confondre l'hypertrophie avec la simple congestion ou avec l'engorgement de l'organe; mais je sais aussi que si le sulfate de quinine, uni aux eaux minérales, triomphe moins vite et moins bien de l'hypertrophie splénique que de l'engorgement, il n'en donne pas moins d'heureux résultats. Si le sulfate de quinine administré à haute dose et pendant longtemps, est resté parfois sans effet, cela tient à ce que l'administration de ce médicament n'a pas coïncidé avec le traitement alcalin.

L'action résolutive des Eaux de Vichy ressort des heureux résultats qu'elles donnent dans les hypertrophies, qui ne reconnaissent comme antécédents ni des accès de fièvre intermittente, ni un séjour dans des pays marécageux. — Du moment qu'elles réussissent dans ces altérations de nutrition qui se produisent d'une manière toute spontanée et sans qu'on puisse saisir l'action évidente d'aucune cause prochaine ou éloignée, elles doivent également réusir dans les hypertrophies liées à l'infection palustre.

Et leurs effets sont d'autant plus heureux qu'ils s'ajoutent à ceux du sulfate de quinine, qui, presque toujours, triomphe de la plupart des accidents.

L'hydrothérapie avec ses divers procédés, habilement maniés, fournit contre la cachexie palustre et les engorgements des viscères qui l'accompagnent, une arme puissante et qui, dans certains cas, ne peut être remplacée par d'autres moyens.

Les ventouses scarifiées, la saignée, devront être utilisées dans les cas de congestion excessive.

On évitera les purgatifs, qui pourraient faire reparaître la fièvre déjà coupée. (Tardieu.)

M. Boudin recommande une alimentation très-réparatrice et un usage libéral du vin, concurremment avec les préparations arsenicales (acide arsénieux : 1/2 à 2 milligrammes avec du sucre de lait).

Enfin, les cachexies, qui laissent si souven

à leur suite les fièvres d'accès endémiques de longue durée, seront avantageusement traitées par un régime tonique et l'usage du quinquina en nature associé au fer.

AFFECTIONS
DES VOIES GÉNITO-URINAIRES

GRAVELLE. — COLIQUES NÉPHRÉTIQUES.
DIABÈTE. — NÉPHRITE AIGUE ET CHRONIQUE. — PYÉLITE.
GASTRITE CHRONIQUE. — CATARRHE VÉSICAL.
ALBUMINURIE. — MALADIES DE L'UTÉRUS.

GRAVELLE. — COLIQUES NÉPHRÉTIQUES.

La gravelle est caractérisée par la présence dans les voies urinaires de sédiments pulvérulents et de graviers dont le volume est en raison inverse du nombre.

Ces concrétions lithiques occupent les urètres ou les reins; comme elles n'excèdent point en général par leur volume les limites du diamètre ou de la dilatabilité de l'urètre, elles peuvent être expulsées spontanément.

La gravelle est souvent l'origine de calculs de la vessie et elle provoque fréquemment du côté des organes urinaires des altérations plus ou moins profondes.

Un seul calcul suffit parfois pour remplir et distendre les reins, tandis qu'on a pu trouver jusqu'à 10,000 graviers dans un seul de ces organes.

Les concrétions peuvent affecter toute espèce de formes : leur surface est lisse ; ou bien,
elle est inégale et raboteuse.

Leur coloration est non moins variable ;
elle est intimement liée à leur composition :
ainsi, les concrétions jaune rougeâtre indi-
quent en général la présence de l'acide urique ;
celles d'un jaune orangé appartiennent à l'oxalate de chaux, tandis que les concrétions
d'oxyde cystique sont plus souvent d'un jaune
citrin. Celles qui sont blanches ou d'un brun
pâle sont le plus ordinairement formées par
un phosphate de chaux ; les concrétions de
phosphate ammoniaco-magnésien sont d'un
blanc grisâtre, friables, et ont une surface
inégale ; enfin la couleur grise est plus spéciale
aux calculs d'urate d'ammoniaque.

Les concrétions d'acide urique et d'urates
sont les plus communes ; viennent ensuite,
par ordre de fréquence, les concrétions d'oxalate de chaux, celles formées par les phosphates, les carbonates et l'oxyde cystique.

Deux et même trois substances peuvent
entrer dans la composition des dépôts urinaires, alors surtout que leur formation a été
intermittente. — Ces calculs sont alors appelés
alternants.

Des concrétions peuvent se former en plus

11

ou moins grand nombre dans les reins, sans
révéler leur présence par aucun phénomène
morbide; le plus souvent cependant les malades accusent un sentiment de pesanteur,
une douleur obtuse, ou au moins de simples
fourmillements incommodes dans la région
lombaire.

Dans la plupart des cas, le simple déplacement des concrétions urinaires dans les reins
et surtout le passage dans les uretères, est
marqué par un ensemble de symptômes que
l'on connaît sous les noms d'*attaque* ou de
colique néphrétique.

La pathologie interne de A. Grisolle nous
fournira les principaux caractères de l'accès :
— les malades éprouvent progressivement,
mais presque toujours brusquement, une douleur vive, lancinante, atroce, continue et exa-
cerbante, siégeant dans les lombes et presque
toujours dans une moitié de cette région; elle
s'irradie vers les flancs et jusque dans la vessie, en suivant le trajet de l'uretère; elle reten-
tit dans l'aine et dans la cuisse correspondante; celle-ci est engourdie, raide et parfois
tremblante. Chez l'homme, la douleur s'étend
aussi au testicule, qui est rétracté vers l'an-
neau. — L'agitation est extrême; quelques
malades vont jusqu'à se rouler par terre pen-

dant la plus grande violence des douleurs, qui peuvent finir par exciter du délire et des convulsions.

Un seul rein est habituellement atteint : il en résulte une diminution de la sécrétion urinaire; elle serait totalement suspendue si un calcul s'engageait simultanément dans les deux uretères.

Les accidents persistent communément plusieurs heures; fréquemment ils se prolongent pendant vingt-quatre, trente six ou quarante-huit heures.

Les symptômes graves peuvent cesser tout à coup, soit que la concrétion urinaire ait repris sa place primitive, soit qu'elle ait passé dans la vessie.

Si, loin de se calmer, les symptômes douloureux persistent, si le calcul reste dans la position vicieuse qu'il occupe, le rein peut s'enflammer et l'on observe les accidents de la néphrite, de la pyélite, etc.

Il est très-rare qu'un individu qui a éprouvé un accès de colique néphrétique n'en ressente pas quelque nouvelle atteinte au bout d'un temps plus ou moins long.

En général, on n'observe de longs intervalles que lorsque les concrétions sont expulsées après chacun des accès et lorsqu'il n'existe

pas dans l'économie une trop grande tendance
à les reproduire. Mais si le corps étranger, ne
faisant que se déplacer, continue à séjourner
dans le rein et à s'accroître par l'addition de
nouvelles couches, les accès se rapprocheront
et les malades finiront par *succomber lente-*
ment, avec les symptômes d'une suppuration
chronique des reins.

Oui, telle peut être la terminaison de cette
affection, que l'on ne prend pas assez au sérieux, et contre laquelle toutes nos ressources
hydriatiques et thérapeutiques sont parfois
impuissantes.

Comme on le voit, la marche de la colique
néphrétique ressemble beaucoup à l'attaque
de colique hépatique — l'ictère, le siége et
l'irradiation de la douleur, la présence de
calculs dans les selles, suffiront pour différen-
cier cette dernière manifestation de sa congé-
nère.

La femme est beaucoup moins sujette à la
gravelle que l'homme. — L'affection calculeuse est très-commune dans l'enfance.

Toutes les affections du col de la vessie et
de l'urètre qui, s'opposant à l'excrétion de
l'urine, forcent ce liquide à séjourner dans la
vessie et dans les reins et à déposer les sels
qui y sont dissous ou suspendus, un séjour

trop prolongé dans le lit, l'habitude de retenir ses urines, deviennent une cause active de gravelle.

Les rapports de la goutte et de la gravelle urique sont intimes, ces deux maladies étant malheureusement fort souvent réunies, on pourrait même dire presque toujours, si l'on acceptait l'opinion de Rayer, qui portait à 99 °/₀ le nombre des cas où la goutte s'accompagne de gravelle urique plus ou moins accentuée.

Les Eaux de Vichy ont une action très-efficace dans la gravelle urique en particulier, par les motifs suivants :

1° Elles augmentent la quantité de l'urine, ce qui permet aux graviers uriques qui se forment d'être plus facilement entraînés ;

2° Elles tendent à empêcher la formation de l'acide urique ;

3° Enfin, en dissolvant les mucosités qui se rencontrent dans l'urine ; elles attaquent le lieu qui réunit plusieurs graviers uriques pour en former un calcul, et par là s'opposent au développement de ces concrétions.

Les Eaux de Vichy sont toute-puissantes pour combattre la diathèse urique.

Dans un mémoire intitulé : *Recherches cliniques sur la gravelle et l'action thérapeu-*

tique des Eaux de Vichy, le Dʳ Barudel rapporte nombre de guérisons dues à la médication alcaline dans les gravelles uriques, oxaliques, phosphatiques.

Nous pensons, avec l'honorable rapporteur de ce mémoire, devant la Société d'hydrologie, qu'il est plus simple de s'adresser directement à l'eau qui convient que d'avoir recours au coupage de l'Eau des *Célestins* avec de l'eau de fontaine — Nous nous sommes fort bien trouvé, même dans la gravelle phosphatique, de l'association des diurétiques et des diaphorétiques à l'usage de l'Eau des *Célestins*.

Nous croyons utile de faire suivre les lignes qui précèdent des conclusions de M. Durand-Fardel, au sujet de l'action spéciale des Eaux de Vichy et de Contréxeville dans le traitement de la gravelle urique et du catarrhe vésical :

« Dans la gravelle urique, dit-il (*Annales de la Société d'hydrologie médicale*, t. xvi, p. 451) — indication formelle de Vichy au point de vue du traitement curatif. Indication de Contréxeville réservée aux cas où la fréquence actuelle des coliques néphrétiques, l'irritabilité des reins, l'existence d'une néphrite graveleuse rendent impossible l'usage d'eaux minérales plus actives. »

La gravelle est, de toutes les affections qui se traitent à Vichy, celle contre laquelle nous autorisons le plus volontiers l'usage presque immodéré du traitement interne, et nous nous basons sur ce fait, d'observation ancienne, que les grands buveurs d'eau n'ont jamais la gravelle. — Nous n'admettons d'exception à cette règle que pour la gravelle phosphatique, qui veut être traitée avec beaucoup de ménagements.

Kien (de Strasbourg) expérimentant sur lui-même, a remarqué qu'une grande quantité de boisson augmente les matériaux solides de l'urine.

D'ailleurs, l'eau ingérée en excès peut, à elle seule, dissoudre les substances peu solubles, telles que les concrétions d'acide urique et d'urates, les molécules métalliques.

Le Dr Rabuteau (*Éléments de thérapeutique*) ne veut pas, qu'à l'exemple de certains, on prive systématiquement les graveleux de toute boisson alcoolique, pas plus qu'il ne faut les priver de café ni de thé, qui ne présentent pas d'inconvénients en Orient, où l'on en fait cependant un grand usage. — « Je leur permettrais facilement, dit-il, de boire du vin blanc et leur conseillerais un usage fréquent d'eau additionnée de café, en même temps que je leur ferais prendre de la lithine comme lithontriptique. »

Les sels à acides végétaux, tels que le bitartrate, le bimalate, le citrate acide de potasse, qui sont contenus dans les cerises, le raisin, les groseilles, le citron, les baies de sorbier, l'ananas, etc., peuvent être employés avec succès, en même temps que les Eaux de Vichy, dans la diathèse urique.

Woehler a fait remarquer le premier que l'emploi des cerises douces provoque la disparition des graviers dans les urines d'un malade, et qu'après la saison des cerises, le bitartrate de potasse produit le même effet.

L'urine d'un individu qui mange 500 grammes de cerises douces devient à peu près aussi alcaline que s'il avait pris 8 à 12 grammes d'un sel alcalin végétal. Elle présente alors toutes les propriétés qui s'observent en cette circonstance.

Les fraises rendent également les urines alcalines, mais à un moins haut degré que les cerises.

La plupart des auteurs regardent certaines substances ou certains genres d'alimentation comme des causes prédisposantes et même

déterminantes de la gravelle : c'est ainsi que
le régime azoté déterminerait des concrétions
de phosphate de chaux, de phosphate ammoniaco-magnésien, d'oxyde cystique et surtout
d'acide urique; la nourriture *exclusivement*
végétale produirait au contraire des concrétions de carbonate de chaux et l'usage immodéré de l'oseille des concrétions d'oxalate de
chaux.

Sans vouloir ajouter une importance extrême à ces assertions, nous recommandons
l'association si rationnelle des végétaux herbacés aux aliments azotés, surtout lorsqu'il
existe une prédisposition spéciale de l'économie. — Les malades prendront la plus petite
quantité possible d'aliments.

L'alimentation végétale est d'une façon générale préférable à l'alimentation azotée; on
proscrira les viandes noires, on les remplacera par les viandes blanches, par le poisson.

L'opium, comme dans la colique hépatique,
est un moyen efficace de calmer les tortures
de la colique néphrétique. — Inutile de répé-
ter ce que nous avons dit à ce sujet.

Il sera bon d'envelopper la région des reins
de cataplasmes émollients arrosés de laudanum; les malades seront plongés dans un
bain tiède et y séjourneront le plus longtemps

qu'ils pourront. On se trouvera bien de vider l'intestin à l'aide d'un lavement émollient ou purgatif. Enfin, les émissions sanguines, générales et locales devront être opposées à l'apparition de symptômes inflammatoires.

DIABÈTE SUCRÉ

Le diabète sucré ou glycosurie est une maladie apyrétique, essentiellement caractérisée, comme chacun sait, par la présence du sucre de fécule ou glycose dans les urines.

Quoique la supersécrétion d'urine ne soit pas absolument nécessaire, elle est le plus souvent le phénomène initial de la maladie, et la quantité d'urine excrétée est presque toujours en rapport avec celle des boissons ingérées dans les vingt-quatre heures. — Cette urine a un aspect caractéristique; elle est peu colorée; son odeur est presque nulle, ou bien elle est fade comme du petit lait. — Elle laisse des taches poisseuses sur le linge.

Presque tous les diabétiques ont un appétit irrégulier, vorace; la soif est plus énergique encore que la faim; c'est un des premiers symptômes qui fixent l'attention du malade et du médecin.

Le Dr Duboue a signalé à la Société de chirurgie l'odeur acide de l'haleine comme un signe diagnostic du diabète. — Il a reconnu à différentes reprises qu'il avait affaire à un cas de diabète sucré en percevant cette odeur fortement acide, aigrelette, qui est très-prononcée le matin, dans la chambre des malades, avant que les fenêtres aient été ouvertes.

Les fonctions digestives ne tardent pas à être profondément altérées ; les forces diminuent l'amaigrissement se manifeste.

Parfois la faiblesse porte sur les organes des sens, et spécialement sur les yeux, et l'on a vu plus d'un diabétique atteint *d'amaurose.*

Des déterminations morbides peuvent apparaître vers la peau, même à la période de début de la maladie. Elles consistent en des furoncles, des anthrax, des érysipèles, des phlegmons, des eschares plus ou moins étendues.

Il faut de ces phénomènes inflammatoires et de ces troubles de nutrition, rapprocher la cataracte diabétique, cataracte molle en général, le plus souvent double.

Quelques complications s'observent plus spécialement dans le cours du diabète ; ce sont des phlegmasies soit des organes digestifs, soit des reins.

Nous n'avons pas à faire l'histoire des symptômes, de la marche, du diagnostic, des complications du diabète sucré : — ce court aperçu suffira donc pour donner à nos lecteurs une idée de l'affection qui nous occupe.

Nous croyons plus utile et plus intéressant de leur faire connaître le point de départ de cette production exagérée du sucre et de leur indiquer les moyens de le reconnaître.

Il était réservé à un physiologiste français, Claude Bernard, de former un tout harmonieux des faits scientifiques accumulés par les savants et de les rattacher naturellement aux lois générales de la matière.

Il appartenait à cet esprit vigoureux et synthétique de découvrir le rôle de l'amidon animal ou glycogène dans la série des actes propres aux êtres organisés, et de relier ainsi par d'autres considérations le règne animal au règne végétal.

On sait aujourd'hui, grâce à ses patientes recherches, que la formation de l'amidon animal ou glycogène, qui, d'après Berthelot, doit être placé entre l'amidon végétal et la dextérine, est constante dans l'échelle des êtres organisés et se localise dans le foie chez les animaux supérieurs.

On sait que sa transformation en glycose constitue une fonction spéciale propre à cette glande.

Outre le sucre introduit du dehors dans le sang, à l'état de glycose, l'économie animale produit dans le foie de l'homme et des animaux supérieurs, de l'amidon animal se transformant d'une manière continue en glycose, laquelle, arrivée dans le sang, va concourir à la nutrition générale et à la production de la chaleur.

On a fait jouer au système nerveux un grand rôle dans la production exagérée du sucre ; cette opinion trouve sa confirmation dans l'expérience, qui consiste à rendre momentanément diabétiques les animaux auxquels on pique un point déterminé de la moelle allongée, appelé le plancher du quatrième ventricule, à l'origine du nerf pneumogastrique. — On obtient le même résultat par la galvanisation du bout central de ce même nerf après sa section.

On a ainsi pu attribuer à une lésion des centres nerveux, le diabète, qui succède à des chutes, à des commotions, à des affections organiques du cerveau, à des maladies qui s'accompagnent de mouvements convulsifs, etc.

Nous signalerons plus spécialement parmi les causes prédisposantes ou occasionnelles du diabète, l'impression du froid, de l'humidité, les passions tristes, les excès vénériens et alcooliques, une nourriture insuffisante, composée de féculents et de boissons fermentées.

On a voulu jadis faire jouer un grand rôle aux féculents dans la production du diabète; mais il est aujourd'hui prouvé que le régime exclusivement azoté n'empêche pas chez un grand nombre de malades la formation du sucre. M. Jaccoud (*Clinique médicale*) se base sur ce fait pour établir, en forçant un peu les termes, il est vrai, trois types : — Le premier diabétique, dit-il, a une glycosurie amylacée, supprimez-lui les féculents, la glycosurie disparaît aussi longtemps que le malade s'astreint à ce régime : il a le bénéfice d'une guérison toute artificielle.

Enlevez les féculents chez le second malade, les choses ne se passent pas de même : la glycosurie ne cesse pas, elle diminue seulement, et cette diminution même peut n'être que temporaire.

Mettez le troisième diabétique à une diète complète, il continue à perdre du sucre comme par le passé.

Ces deux derniers ont une glycosurie azotée dont les matériaux sont fournis soit par les aliments azotés soit par leurs propres tissus. »

Quoiqu'il en soit de ces causes, malheureusement encore obscures, on décèle la présence du sucre en se servant d'un réactif cupro-potassique récemment préparé.

On donne généralement la préférence à la liqueur de Fehling, préparée d'après la formule suivante :

Sulfate de cuivre. . . . . . 40 gr.
Soude caustique. . . . . . 140 —
Tartrate neutre de potasse. 160 —
Eau distillée.

« Les solutions de ces trois sels dans environ 250 cc. d'eau distillée sont faites séparément et celle du sulfate de cuivre est ajoutée au mélange des deux autres. On complète ensuite le volume de 1155 cc. à 15°; cette liqueur doit être conservée à l'abri de la lumière. » (H. Byasson, *Des matières amylacées et sucrées.*)

Pour plus de précision dans les détails, nous emprunterons à l'excellente thèse d'agrégation du Dr Byasson, la description de l'opération :

« Pour pratiquer un essai, on chauffe dans un tube une petite quantité de réactif jusqu'à l'ébullition; cette précaution est de toute nécessité, car il arrive souvent que la réduction se produit seule. On verse ensuite dans le tube du liquide à essayer : si la proportion de sucre est supérieure à o gr. 5 pour 1,000, les phénomènes suivants ne tardent pas à se manifester, soit immédiatement, soit en chauffant de nouveau le mélange : la liqueur se trouble, la coloration bleue passe rapidement au vert, au jaune, au brun rouge, et il se produit bientôt un dépôt de sous-oxyde de cuivre rouge. — Il est très-important de tenir compte de cette marche rapide dans la succession des phénomènes précédents.

On peut également, par le réactif de Fehling, exécuter le dosage du sucre, à la condition d'avoir titré sa liqueur au moyen d'une solution de glycose, titrage qu'il convient de faire peu de temps avant de s'en servir. »

Nous ne parlerons pas des autres procédés basés sur les phénomènes de réduction, soit parce qu'aucun d'eux ne présente la netteté et la sensibilité du précédent, soit parce que nous redoutons l'impression morale qu'un dosage personnel pourrait produire sur l'esprit des malades. — Le moral des diabétiques se laisse facilement influencer, et il faut éviter toutes les causes de dépression.

Parmi les instruments qui servent à apprécier la proportion du sucre contenue dans une urine diabétique, nous ne citerons que le polarimètre de Biot, le saccharimètre de M. Soleil et le diabétomètre de Robiquet.

Aujoutons encore avec Bouchardat, Grisolles et tous les maîtres de la science, qu'il est bon de faire le dosage toujours à la même heure et ne pas trop tarder après l'émission.

Les théories que l'on a émises sur les causes du diabète sont diverses et nombreuses ; mais il est assez remarquable que l'emploi des Eaux de Vichy peut se déduire logiquement de toutes ces théories et entre en effet dans la plupart des traitements institués par leurs auteurs contre cette affection.

Ainsi, dans la théorie de M. Bouchardat, les Eaux de Vichy peuvent, sinon neutraliser, du moins modifier ultérieurement les acides surabondants de l'estomac ; dans celle de M. Mialhe, remédier à l'acidité du sang ; dans celle de M. Al. Reynoso, suppléer à l'insuffisance respiratoire ; enfin, selon la découverte de M. Claude Bernard, elles peuvent agir directement sur le foie, par lequel elles sont éliminées en grande abondance.

L'hypothèse suivante justifie, dans ce dernier cas, l'application de la médication thermale : — dans le diabète, les fonctions glycogéniques du foie sont augmentées, ce qui laisse supposer avec quelque vraisemblance que les fonctions biligènes sont peu actives, au moins relativement ; il semble donc que l'augmentation de la sécrétion biliaire doive contrebalancer en quelque sorte l'activité anormale déployée par le foie dans la production du sucre. Il est également rationnel d'admettre que l'influence du traitement minéral arrête la production du sucre dans les cellules du foie, de la même façon qu'une solution alcaline répandue aux pieds d'un arbre l'empêche de produire comme auparavant des fruits sucrés.

Cette hypothèse séduisante trouve sa confirmation dans les effets merveilleux que donne l'application des eaux bicarbonatées-sodiques au diabète.

« Le résultat le plus constant, en effet, est de réduire rapidement la proportion de sucre décelée dans l'urine par les procédés ordinaires d'investigation, quelquefois même d'en amener la disparition complète. — Cependant, nous devons dire que la disparition complète du sucre ne s'obtient que dans le plus petit nombre de cas, et en général alors qu'il n'existait déjà qu'en faible proportion.

Mais alors même que le sucre a persisté en proportion notable, la soif diminue avec une grande rapidité, le sommeil reparaît, la quan-

tité des urines se réduit et les forces se rétablissent en quelques jours. L'appareil digestif
est particulièrement modifié, l'appétit se régu-
larise, les digestions se font plus facilement,
la constipation cesse.

Il existe un bon nombre de malades qui·ne
retrouvent que dans la répétition annuelle du
traitement thermal de Vichy, un certain degré
de force, d'appétit, d'activité musculaire, cérébrale et génésique. »

Les Eaux de Vichy sont très-utiles, surtout
aux diabétiques obèses. Elles conviennent
beaucoup moins aux diabétiques maigres et
névropathiques ; chez eux, on obtient plus
difficilement une réduction dans la quantité
du sucre.

Chez les diabétiques atteints de goutte, de
gravelle, ces eaux conviennent très-bien. Elles
sont parfaitement indiquées dans cette forme
du diabète que quelques auteurs ont dénommé
diabète goutteux. Les Eaux de Vichy conviennent beaucoup moins aux individus affaiblis par suite d'hémorrhagies, de diarrhées
prolongées, de cachexie paludéenne, et, en
général, de cachexie des pays chauds. — Enfin, dans les cas d'épuisement du système
nerveux, et c'est un accident fréquent aux dia-

bétiques, les Eaux de Vichy réussissent mal.
(Brouardel.)

Autant les eaux alcalines sont utiles au
début du diabète, avant la période de consomption, autant elles sont dangereuses lorsque le mal a fait des progrès : — *il ne faut
soumettre au traitement alcalin que les glycosuriques qui ne sont pas encore arrivés à
la période ultime de leur maladie.*

En ne tenant pas compte de ces indications,
on s'exposerait à provoquer l'apparition anti-
cipée de cet état cachectique, précurseur de
graves et de nombreuses complications. —
C'est pour ne pas s'être souvenu de cette exclusion qu'on a vu se produire avec une rapidité foudroyante les accidents nerveux, coma-
teux ou apoplectiformes, qui mettent parfois
un terme à l'existence des malades.

Le professeur Trousseau, dans ses cliniques, après avoir repoussé les diverses expli-
cations données par les chimistes à propos de
l'efficacité des alcalins dans le diabète sucré,
conclut en proclamant les avantages de la
médication alcaline.

« Les alcalins. dit-il, sont d'une incontestable utilité dans le traitement du diabète sucré. Ils agissent en tant que modificateurs
puissants de l'appareil digestif, dont ils régu-

larisent les fonctions; ils agissent non en guérissant le diabète, mais en replaçant les malades dans des conditions particulières de nutrition, en vertu desquelles la production anormale exagérée du sucre n'aura plus lieu. — Ceci ressemble presque à un paradoxe; je m'explique. Il arrive pour le diabète, sous l'influence des alcalins, ce qui arrive pour la gravelle, par exemple. Ce n'est point en alcalinisant les urines, c'est en régularisant les sécrétions rénales que ces médicaments agissent. »

Et plus loin l'illustre chef de clinique, dont nous sommes heureux d'invoquer l'autorité, recommande l'usage des doses modérées et préconise l'exercice et l'hydrothérapie comme d'excellents moyens de stimuler les fonctions assimilatrices en agissant sur les grands appareils de l'économie.

L'exercice, la gymnastique thérapeutique, d'après M. Bouchardat, sont d'une grande utilité dans la glycosurie.

Sous l'influence des mouvements rapides, une plus grande masse d'air est introduite dans les poumons.

Une quantité plus grande d'oxygène est employée, une plus grande quantité de chaleur et de force produite; cette chaleur et cette force nécessitent une consommation plus grande des matériaux alimentaires ; celui qui se prête le mieux à ces métamorphoses, c'est la glycose ; il est tout simple qu'étant détruite en plus grande proportion elle n'apparaisse plus dans les urines, et que l'on puisse ainsi, par l'exercice forcé, utiliser une masse plus grande d'aliments glycogéniques.

Il paraît extraordinaire, de prime abord, d'ordonner à un homme qui a perdu toutes ses forces de se soumettre à un travail pénible pour les récupérer ; mais l'expérience a prouvé que la dépense des forces devient chaque jour plus facile, non-seulement par l'habitude progressive, mais aussi par l'influence d'un régime bien réglé.

Nous n'avons pas besoin de dire que l'exercice, pour être profitable, doit être gradué : il faut éviter l'excès qui conduit à la prostration et qui recule la guérison.

Tout est parfaitement disposé à Vichy pour répondre à ces recommandations : les deux parcs offrent de charmants ombrages aux promeneurs et les environs ont tous les attraits capables de charmer le touriste le plus exigeant.

Quant aux douches, elles sont très-confortablement organisées dans l'établissement thermal.

Nous croyons utile de faire suivre les lignes qui précèdent de quelques conseils sur le régime alimentaire des diabétiques.

Tout le monde sait aujourd'hui que l'alimentation végétale, principalement quand elle est féculente, augmente la suractivité fonctionnelle du foie, qui produit ainsi une plus grande quantité de sucre.

Aussi certains médecins ont-ils exclusivement recommandé l'alimentation animale aux diabétiques.

Il y a là une exagération sur laquelle nous appelons l'attention de nos lecteurs. — Sans doute il est bon que l'alimentation des diabétiques soit azotée, c'est-à-dire qu'elle ait la viande, les corps gras surtout pour base; mais n'est-il pas à craindre que l'uniformité n'amène le dégoût? — Et n'est-il pas prudent de le prévenir en autorisant l'usage de certains végétaux herbacés et appétissants?

Il est essentiel, en effet, de sauvegarder l'appétit des diabétiques, afin qu'ils puissent conserver leurs forces et lutter contre des pertes incessantes.

Le thé, l'alcool et le café, qu'un examen superficiel a fait condamner par certains médecins, seraient, d'après le Dr Lécorché, professeur agrégé à la Faculté de Paris, d'une grande utilité dans le diabète.

Ces substances agissent en diminuant la quantité de l'urée et constituent, à ce point de vue, des aliments, je dirais volontiers des médicaments de premier ordre.

M. Barthez, dans son *Guide pratique des malades aux Eaux de Vichy*, rejette l'usage des fruits, des citrons, des fraises, des groseilles, du fromage à la crème et même du vin, sous prétexte que ces aliments renferment des principes sucrés ou acides dont l'action est nuisible au résultat salutaire des Eaux.

Ces idées ont été contredites par la plupart des chimistes et des physiologistes ; les travaux de Liebig (*Sur la constitution de l'urine des hommes et des animaux carnivores*), les recherches de M. le professeur Wohler (*Expériences sur le passage des substances dans l'urine*) établissent nettement que les fruits et les boissons renfermant des sels alcalins acides et, administrés simultanément avec l'Eau de Vichy, doivent avoir plutôt pour effet d'amoindrir que d'augmenter l'acidité normale de l'urine.

Il suit de là que puisque l'alcalisation de l'économie est plus marquée, si pendant l'emploi de l'Eau de Vichy on fait usage de sels alcalins acides tels qu'en renferment les fraises, le raisin et surtout les cerises, qu'on doit les rechercher toutes les fois que les fonctions digestives et assimilatrices le permettent. — Trousseau non-seulement permettait, mais conseillait l'usage des fruits rouges, et, à leur défaut, les autres fruits, les poires, les pommes et même le raisin, qui contient cependant une si grande quantité de glycose.

On peut utiliser largement les graisses dans le traitement du diabète. — M. Claude Bernard (*Leçons de physiologie expérimentale*) a trouvé ce fait très-curieux, que sous l'influence d'une alimentation grasse, le sucre diminuait dans le foie, absolument de la même manière que si l'animal avait été mis à l'abstinence absolue, et il explique ce résultat en rappelant que les matières grasses sont exclusivement absorbées par les chylifères et qu'elles ne passent pas par le foie.

La graisse, quelle que soit la forme sous laquelle on l'administre, a en outre pour avantage, en se déposant au début dans les tissus, de pouvoir prévenir ultérieurement la transformation trop précipitée du diabète gras en diabète maigre et de retarder par ce seul fait l'apparition de la période cachectique.

Il est du reste remarquable de voir avec quelle facilité les diabétiques non cachectiques digèrent les mets réputés les plus indigestes. (Brouardel.)

Quel que soit le régime, il faut avant tout que les forces du malade se maintiennent, qu'il ne perde pas de son poids. Il ne pourra en être ainsi que si on concilie, dans les limites du possible, un régime tolérable, l'hygiène alimentaire et le goût du malade.

Nous acceptons volontiers, avec bon nombre de praticiens, les pièces journalières comme critérium du régime institué.

M. Bouchardat croyant à la nécessité absolue de la privation des féculents, a le premier fait fabriquer du pain de gluten, qui ne contient que peu ou point de fécule.

En se plaçant à ce même point de vue de la suppression de la fécule, on a plus tard employé comme succédant le pain de gluten de M. Bérenger-Féraud, où le son entre dans une très-notable proportion, le biscuit d'amandes douces de M. Pavy, le gateau de son de MM. Camplin et Lionel Beale.

Nous préférerions encore à tout cela un pain pétri avec l'eau d'une des sources de Vichy, celle des *Célestins* de préférence. — Nous sommes persuadés qu'on obtiendrait ainsi un pain fort agréable et fort utile, et que la compagnie accorderait facilement à l'industriel assez habile pour l'entreprendre, toutes les permissions désirables. — Une redevance serait-elle exigée, qu'il aurait encore tout intérêt à ne pas hésiter devant une spéculation qui concilierait et ses intérêts et ceux des malades.

Il paraîtrait que semblable proposition a été faite jadis ; pourquoi n'a-t-elle pas été mise en pratique? — Il est regrettable qu'une bonne idée ne soit pas utilisée!

M. Mayet, dans des recherches fort intéressantes sur l'alimentation des glycosuriques, établit par des analyses dont nous publierons plus loin les résultats :

« 1° Que la substitution du pain de gluten au pain ordinaire n'offre pas un avantage tellement considérable qu'on ne puisse se relâcher de son emploi, lorsque dans certains cas il fatigue ou gêne le malade, en mesurant toutefois à ce dernier la quantité de pain ordinaire ou de tout autre aliment féculent à laquelle il doit se restreindre pour remplacer le pain de gluten ;

« 2° Qu'étant admise la difficulté de proscrire d'une manière absolue du régime des diabétiques, l'emploi des féculents, on s'est exagéré l'avantage qu'il y a de retrancher de ce régime un certain nombre d'aliments usuels dont la privation est souvent pénible au malade. »

Un diabétique peut donc varier son régime sans changer le résultat final de sa digestion.

Les tableaux qui suivent nous apprennent, en effet, que 100 grammes de pain ordinaire équivalent, au point de vue de la transformation glucosurique, à 150 gr. environ de pain de gluten, à 600 gr. de purée de pommes de terre, à 625 de riz, 300 de haricots, 222 de lentilles, etc., etc... Ces différents chiffres représentent comme résultat final, après la digestion, la même quantité de sucre.

On serait tenté, ajoute M. Mayet, de proscrire du régime des diabétiques les carottes cuites et les navets, qui contiennent du sucre tout formé; cependant il faut se garder d'exagérer l'importance de cette précaution, puisqu'il faut six ou sept fois autant de ces racines cuites dans leur jus que de pain pour produire la même quantité de sucre.

Au reste, à l'exception des fruits sucrés, les tableaux qui suivent rendent compte exactement des différences que présentent les substances entre elles, soit à l'état naturel, soit

après qu'elles ont subi les préparations nécessaires pour leur transformation en aliment.

Leur contenance en principe féculent est
présentée par rapport à leur poids et non à
leur volume.

N° 1. — *Tableau indiquant la quantité de
sucre Journie par 100 grammes de chacune des substances qui y sont inscrites.*

	gram.		gram.
Amidon pulvérisé..	83	Gateau de riz des ménages........	25
Farine	71	Pommes de terre cuites au four ou à l'étouffée......	16 60
Pain ord. desséché	60		
Id. frais	50		
Pâtes d'Italie pour potage.........	45 50	Purée de pommes de terre........	8 30
Farine de gluten (Martin)	38 40	Marrons rôtis	20 80
Pain de gluten frais (avec la farine ci-dessus.........	27 70	Échaudé.	50
		Haricots bl. cuits à l'eau et égouttés.	16 60
Pain de gluten de la rue de Lancry...	31 15	Lentilles cuites et égouttées.......	22 50
Pain de gluten sec (Cie de Vichy)...	32	Carottes crues râ-pées (pulpe crue).	8
Id. vendu dans le commerce (très-sec)...........	62 50	Carottes cuites et sautées au beurre	16 60
Gluten granulé....	15 60	Purée de pois cas-sés (sans addition d'eau).........	15 60
Vermicelle au glu-ten...........	41 60		
Farine de riz......	62 50	Navets en ragoût..	7
Riz en grains, cuit à l'eau et égoutté.	8	Petits pois conser-vés en boîtes....	12

Nota. — Un pain en boule de la Cie de Vichy pèse........... 8

Une cuillerée de purée de pommes de terre, marrons, pois cassés, mesurée au niveau du bord, pèse . 20

Une cuillerée de haricots cuits, lentilles, petits pois, sans sauce, prise au plat, pèse environ......... 20

Une cuillerée de pâte d'Italie, semoule sèche............... 15

N° 2. — *Tableau indiquant la quantité de substance que peut manger le malade pour donner lieu à la formation de 100 grammes de sucre.*

	gram.		gram.
Amidon............	120	Gateau de riz des ménages.........	400
Farine.............	140		
Pain ord^{re} desséché.	166	Pommes de terre cuites au four ou à l'étouffée.........	600
Pain ordinaire frais.	200		
Pâtes d'Italie pour potages..........	220	Purée de pommes de terre	1200
Vermicelle au gluten	240	Marrons rôtis......	480
Gluten gran. (Martin)	640	Échaudé..........	200
Pain de gluten (rue Lancry).........	320	Haricots blancs cuits à l'eau et égouttés.	600
Far. de glut. (Martin)	260	Lentilles cuites et égouttées........	444
Pain de gluten frais fait avec la farine ci-dessus	261	Carottes crues, râp..	1250
Id. sec (Cie de Vichy).	312	Purée de pois cassés sans addition d'eau	640
Id. très-sec, vendu dans le commerce.	160	Ragoût de navets...	1428
Farine de riz......	160	Carottes sautées au beurre...........	600
Riz en·grains, cuit à l'eau et égoutté.	1250	Petits pois........	800

N° 3. — *Tableau indiquant l'ordre qu'occupe chaque substance, suivant sa moindre contenance en principe féculent ou sucré, l'amidon étant pris pour unité.*

	gram.		gram.
Amidon.............	100	Lentilles cuites à l'eau...	370
Farine de blé	116	Marrons rôtis......	400
Riz pulvérisé	133	Carottes cuites au beurre..........	500
Pain ord^{re} desséché.	138		
Id. frais..........	166	Pommes de terre cuites au four.......	500
Échaudé.	166	Haricots blancs.....	500
Pâtes d'Italie......	183	Purée de pois cassés.	533
Vermicelle au gluten.	200	Gluten granulé.....	533
Farine Martin, ditc farine de gluten..	216	Petits pois en boîtes.	660
Pain de gluten (Cie de Vichy)	258	Purée de pommes de terre	1000
Id. (Lancry).......	266	Carottes cuites dans leur jus.........	1040
Id. avec la farine Martin..........	300	Riz crevé, cuit à l'eau	1040
Gateau de riz des ménages........	333	Navets en ragoût...	1190

N° 4. — *Tableau indiquant la quantité équivalente de chaque substance au point de vue de sa contenance en principe sucré ou amylacé, le pain étant pris pour unité.*

	gram.		gram.
Pain frais ordinaire.	100	Pain desséché......	83
Amidon...........	60	Échaudé..........	100
Farine de blé.......	70	Pâtes d'Italie......	110
Riz pulvérisé	80	Vermicelle au gluten	120

	gram.		gram.
Farine Martin	130	Pommes de terre cuites au four	300
Pain de gluten (Cie de Vichy)	156	Haricots blancs cuits à l'eau	300
Id. (Lancry).......	160	Purée de pois cassés	320
Id. avec la farine Martin...........	180	Gluten granulé	320
		Petits pois en boîtes.	400
Gateau de riz des ménages...........	200	Purée de pommes de terre............	600
Lentilles cuites à l'eau............	222	Carottes cuites dans leur jus..........	625
Marrons rôtis	240	Riz crevé à l'eau...	625
Carottes sautées au beurre..........	300	Navets en ragoût...	714

D'après ce qui précède, on voit que nous n'admettons pas la théorie de M. Bouchardat, théorie qui, du reste, est aujourd'hui à peu près délaissée.

Cependant comme certains malades tiennent essentiellement à ne pas ingérer de féculents et que nous avons été obsédé bien des fois par les demandes réitérées de quelques-uns d'entre eux : — (Docteur, puis-je manger de ceci ? — Cela ne me fera-t-il pas mal ? — J'aurais bien envie de telle chose, mais j'ai peur d'aggraver mon diabète. — Y a-t-il quelque inconvénient à satisfaire cette envie ? etc.) — J'ai eu soin de faire suivre ce chapitre de l'énumération des mets qui conviennent ou sont

13

nuisibles aux glycosuriques, d'après les idées du célèbre professeur d'hygiène.

Quant aux autres indications ayant trait au tempérament, à l'état d'anémie du malade, le médecin devra décider de l'opportunité du quinquina, des amers et des ferrugineux.

Nous n'en finirions pas, si nous voulions énumérer tous les médicaments qui ont été préconisés contre la glycosurie : on a donné les acides minéraux, les astringents, les toniques, les stimulants, les diaphorétiques, les évacuants, les diurétiques, les préparations de créosote, de cuivre et de mercure, l'opium, le sulfate de quinine, etc., etc.

Quelques-uns de ces médicaments ont rendu de grands services; ils viennent utilement en aide au traitement thermal et sont destinés à prévenir les récidives, lorsque ce traitement est suspendu.

ÉNUMÉRATION DES METS QUI CONVIENNENT AUX GLYCOSURIQUES, ORDONNÉS D'APRÈS LES PRÉCEPTES EXPOSÉS PAR M. LE PROFESSEUR BOUCHARDAT.

Liste des aliments défendus tant qu'ils ne sont pas utilisés. — Les fécules et les sucres. Exemples : sucres, pain de toutes les céréales, pâtisseries, riz, maïs et autres graines féculentes ; les pommes de terre, les fécules de pommes de terre, d'arrow-rout, de sagou, de tapioka et autres fécules alimentaires ou parties de végétaux qui en contiennent ; les pâtes farineuses de toute sorte, telles que semoule, macaroni, vermicelle, etc. ; les haricots, pois, lentilles, fèves, les marrons et châtaignes, les radis, les raves, les carottes, les navets et autres racines féculentes ou sucrées ; tous les fruits et particulièrement les fruits sucrés, tels que les prunes et les pruneaux, les abricots, les raisins frais ou secs, les figues, les ananas, les poires, les pommes, les melons, etc. Les confitures et autres aliments et boissons sucrés ; le miel, le lait, la bière, le cidre, les vins mousseux ou sucrés, les eaux gazeuses, les limonades et autres boissons acides, surtout lorsqu'elles sont sucrées !

La farine de froment et toutes celles de céréales ou de légumineuses. Toutes les fécules ne doivent pas intervenir dans les sauces ; de même que la chapelure, elles doivent être remplacées par la farine de gluten, par la poudre de gluten panifié, ou, plus simplement, par des jaunes d'œuf, du beurre ou de la crème. Le sucre, le caramel, les carottes, les ognons, les navets doivent être également proscrits. Tous les légumes doivent être blanchis à grande eau, bien égouttés et divisés même avant cette opération, si cela est possible.

Vérifier par l'analyse des urines, après leur usage, l'influence des aliments.

ALIMENTS PERMIS

PAIN.

Tranches de pain de gluten sèches.

Biscottes de gluten.

(Les mêmes chauffées dans un four spécial sont plus agréables.)

Les mêmes, au son.

Pain préparé avec la farine de son parfaitement épurée et des œufs.

Pains divers préparés avec la farine de gluten.

POTAGES.

Consommé (sans pain).

Bouillon (sans pain).

Consommé ou bouillon aux choux.

Id. ou bouillon aux poireaux.

Consommé aux œufs pochés.

Id. à la bisque (sans pain ni farine).

Id. à la purée de gibier.

Bouillon au cerfeuil et à l'huile d'olive.

Potage gras à la semoule de gluten.

Id. avec pâte au gluten.

Id. avec vermicelle au gluten.

Id. au glut. granulé pur.

Id. au beurre avec la semoule de gluten.

Id. à l'huile d'olive, à l'ail et à la sauge, avec semoule de gluten.

Id. à l'huile d'olive, à l'ail et à la sauge, avec gluten granulé pur.

HORS-D'ŒUVRE CHAUDS

Œufs frais.
Saucisses au naturel.
Id. aux choux.
Id. à la choucroûte.
Id. truffées.
Petit-salé aux choux.
Id. à la choucroûte.
Boudin noir.
Jambon au jus.
Id. aux épinards.
Côtelette ou rôti de porc frais au naturel.
Id. sauce moutarde.
Id. sauce piquante.
Harengs frais à la sauce piquante ou au beurre.
Hareng saur à la sauce au beurre.
Sardines fraîches.
Huîtres frites.
Coquilles aux huîtres.
Escargots au beurre, à l'ail et aux fines herbes.

HORS-D'ŒUVRE FROIDS

Huîtres blanches.
Id. anglaises.
Id. d'Ostende.
Id. de Marennes.
Id. marinées.

Beurre à tous les repas.
Thon mariné.
Salade d'anchois.
Sardines confites à l'huile.
Hareng saur à l'huile d'olive.
Olives.
Id. farcies.
Artichaut à la poivrade.
Jambon fumé ou salé.
Id. de Bayonne à la gelée
Saucisson de Lyon ou d'Arles.
Id. de Troyes.
Mortadelle d'Italie.
Langues.
Hures de sanglier.
Crevettes.
Caviars.
Homard.
Langouste.
Ecrevisses.

BŒUF.

Bœuf au naturel (bouilli).
Id. à la moelle.
Id. aux choux.
Id. à la choucroûte blanchie à grande eau.
Id. sauce piquante.
Id. à la vinaigrette.
Bifteck à l'anglaise au naturel.
Id. aux haricots verts.

Bifteck au beurre d'anchois

Id. au fromage de Parmesan.

Id. aux choux-fleurs.

Id. aux épinards.

Id. à la chicorée.

Rosbif au naturel ou avec les diverses associations indiquées pour le bifteck.

Filet sauté dans sa glace.

Id. aux olives.

Id. au beurre d'anchois.

Id. au vin de Madère sec.

Id. aux truffes.

Id. piqué sauce aux cornichons.

Id. à la béarnaise.

Eminçé de filet et de bœuf sauce piquante.

Entre-côte au beurre et aux fines herbes ou sauce piquante.

Attreaux de palais de bœuf.

Langue de bœuf à la sauce piquante.

Fagoue grillée à la maître-d'hôtel.

Bœuf de Strasbourg.

AGNEAU.

Agneau piqué.

Riz d'agneau à la financière, aux truffes.

Côtelettes d'agneau.

Côtelettes aux pointes d'asperges.

Id, aux épinards.

Id. à la chicorée.

Blanquette d'agneau aux truffes.

Gigot d'agneau au jus.

Poitrine d'agneau au jus avec aromates.

MOUTON

Gigot au jus.

Côtelettes au naturel.

Id. aux champignons et aux truffes.

Id. panées à la semoule de gluten panifiée.

Id. à la chicorée ou aux épinards.

Id. aux haric. verts, aux point. d'asperges.

Id. à la Provençale.

Id. aux champign.

Filet de mouton mariné en chevreuil.

Id. mignons grillés.

Rognons brochette.

Id. vin de Madère.

Poitrine de mouton à la chicorée.

Pieds de moutons à la poulette sans farine ordinaire.

VEAU

Veau froid à la gelée.

Riz piqué au jus.
Id. piqué à la chicorée.
Id. financière aux truffes.
Id. à la poulette (beurre, jaune d'œufs sans farine).
Fraise de veau à l'huile.
Fricandeau aux jus.
Id. à la chicorée, ou aux épinards, ou aux laitues.
Id. aux haric. verts ou aux pointes d'asperges.
Cervelle au beurre noire.
Id. à la poulette.
Id. frite (avec farine de gluten).
Langue en papillotte (avec farine de gluten).
Côtelette en papillotte (avec farine de gluten).
Id. grillée au naturel.
Id. sautée aux truffes ou aux champignons.
Id. au jambon.
Id. aux pointes d'asperges, ou à la chicorée, ou à la laitue.
Rognons de veau.
Fagoue grillée maître d'h.
Omel. aux rogn. de veau.

ENTRÉES
DE VOLAILLES

Poulet ou chapon au gros sel.
Id. à la gelée.
Id. aux huîtres.
Id. à l'estragon.
Id. au consommé.
Id. en fricassée (à la farine de gluten).
Id. à la tartare.
Id. sauté aux truffes ou aux champig.
Id. aux laitues.
Salade de volaille.
Id. en mayonnaise.
Chapon, canard ou caneton aux olives.
Tranches d'oie aux olives.
Pigeon à la crapaudine avec semoule de Durand.
Galantine de volaille.

ENTRÉES
DE PATISSERIE

Tous ces mets doivent être préparés avec de la farine de gluten au lieu de farine ordinaire, d'excellent beurre et des œufs très-frais.

Vol au vent.
Id. de blanc de volaille
Id. de riz de veau.
Id. aux truffes ou aux champignons.

Vol au vent au saumon,
ou au turbot, ou
à la morue.

Petits pâtés au jus.

Id.   au jambon.

Id.   aux crevettes.

Id.   aux huîtres.

ENTRÉES

Perdreau aux choux.

— en salmis.

Filets de perdr. aux truff.

Bécasse en salmis.

Id.   aux truffes.

Bécassine en salmis.

Canard sauvage en salmis.

Mauviettes en salmis.

Id.   au gratin.

Grives en salmis.

Caille en caisse.

Id. aux laitues.

Sarcelle en salmis.

Filets de chevreuil, sauce
poivrée.

Filets de chevreuil aux
champignons.

Côtelette de chevreuil aux
truffes.

Quartier de chevreuil sauce
piquante.

Salade de perdreau.

Purée de gibier (garnie
d'œufs pochés).

Civet de lièvre.

ŒUFS

Œufs brouillés au jus.

Id. au parmesan.

Id. brouillés aux poin-
tes d'asperges.

Id. brouillés aux truffes.

Id. sur le plat.

Id. au beurre noir.

Id. pochés au jus ou à
la chicorée.

Id. aux épinards.

Omelette aux fines herbes.

Id. aux truffes.

Id. au jambon ou
aux saucisses.

Id. aux rognons.

Id. aux divers fro-
mages.

Id. aux hachis de
gibier, jaune
d'œuf avec un
peu de bouil-
lon ou mieux
de vin.

POISSONS FRITS

OU AUTRES ANIMAUX A
SANG FROID.

On remplacera dans les fri-
tures la farine ordinaire par la
farine de gluten ou la farine de
son parfaitement épuré.

Sole. — Filets de sole.

Eperlan.

Goujon.

Carpe.

Merlan ou limande.

Laitance de carpes.

Tous les poissons frits.

Cuisses de grenouil. frites

Queues d'écrevisses frites.

ENTRÉES DE POISSONS

ET AUTRES ANIMAUX
A SANG FROID.

Brochet à la sauce aux capres ou à l'huile.

Barbillon au bleu, ou à la sauce aux capres ou à l'huile.

Truite au bleu ou à la sauce aux capres ou à l'huile.

Bar au bleu ou à la sauce aux capres ou à l'huile.

Meunier au bleu ou à la sauce aux capres ou à l'huile.

Perches au bleu ou à la sauce aux capres ou à l'huile.

Tanches au bleu ou à la sauce aux capres ou à l'huile.

Meunier rôti au beurre et fines herbes.

Barbues à la sauce aux capres ou à l'huile.

Turbot sauce aux capres ou à l'huile.

Id. au gratin, avec semoule de Durand.

Turbot sauce aux huîtres ou au homard.

Saumon, sauce aux capres on à l'huile.

Id. sauce aux huîtres ou au homard.

Truite saumonée, sauce aux capres ou à l'huile.

Mayonnaise au saumon.

Sole aux fines herbes ou au gratin, avec la semoule de gluten.

Id. matelote normande.

Filet de sole mayonnaise.

Merlan au vin blanc ou aux fines herbes.

Filet de merlan au gratin.

Maquereau à la maître d'hôtel.

Eperlan au gratin, à la semoule de gluten et aux fines herbes.

Matelote de carpe ou d'anguille.

Carpe au bleu ou à l'huile.

Anguille à la tartare ou à la poële.

Laitances de carpes en matelote.

Hareng au beurre ou à l'huile, sauce moutarde.

Morue à la maître d'hôtel ou à la provençale ou à l'huile.

Raie au beurre noir ou sauce aux capres.

Anguille de mer à l'huile ou au beurre.

Limande de mer à l'huile ou au beurre.

Cabillaud de mer à l'huile ou au beurre.

Moules à la poulette ou à la marinière.

Homard ou langouste.

Salades de homard ou de langouste.

Ecrevisses ou crevettes, ou escargots.

Boudin d'écrevisses.

SALADES

L'huile ou la crème doivent entrer pour une large part dans leur asaisonnement. Peu de vinaigre ; il peut être remplacé par du vin.

Laitue seule ou aux œufs.

Romaine.

Escarole.

Chicorée.

Barbe de capucin.

Mâche.

Scorsonère.

Cresson.

Haricots verts.

Choux-fleurs seuls ou aux œufs.

Mayonnaise de homards avec œufs et laitue.

RÔTS

Filet de bœuf piqué ou rosbif.

Filet de cheval.

Quartier de porc au jus.

Gigot, gigot de pré-salé, gigot d'agneau.

Veau rôti au jus.

Chevreuil.

Poulet, poularde ou chapon rôti.

Oie rôtie.

Dinde rôtie.

Dinde ou chapon truffé.

Faisan.

Perdreau gris ou rouge truffé.

Ortolan, caille, rouge de rivière, bécasse, bécassine, bécan, grives, rale de genêt, pluvier doré, sarcelle, bec-figues, alouettes.

ENTREMETS
DE PATISSERIE

Et autres pour remplacer les entremets au sucre.

Gâteau de gluten ou de farine de son épuré.

Eau demi-litre ; beurre trèsfrais, 110 grammes ; sel, quantité _ suffisante. Faites bouillir ; retirez du feu ; ajoutez farine de gluten ou farine de son épuré 250 grammes ; mêlez intimement ; travaillez vivement sur le feu afin d'obtenir une pâte très-ferme ; retirez du feu, laissez refroidir cinq minutes ; ajoutez alors, en agitant vivement, trois à six œufs frais, divisez en petites galettes de l'épaisseur du doigt, de la largeur d'une assiette, faites cuire à un feu doux pendant environ une demi-heure.

Crêpes au gluten, avec farine de gluten pure.

Gaufres avec farine de gluten ou farine de son épuré.

Les pâtisseries légères réussissent très-bien avec la farine de gluten ou la farine de son épuré ; mais il faut remplacer le sucre par du sel. On peut essayer d'y ajouter la partie liquide d'un beau miel dont la partie solide, qui est nuisible, serait séparée.

PAIN DE GLUTEN.

Prenez farine de gluten un kilogramme ; levure fraîche, gros comme une petite noix, que vous délayerez dans un peu d'eau fraîche ; sel de cuisine, deux pincées ; ajoutez eau chaude à 35 ou 40 degrés ; quantité suffisante pour faire une pâte de bonne consistance. Cette pâte étant mise dans un panneton saupoudré de farine de gluten ou de son, placez-le dans un endroit chaud jusqu'à ce qu'elle soit bien soulevée par la fermentation, ce qui peut exiger de une heure et demie à deux heures, suivant la température. Divisez alors cette pâte en vous servant de farine de gluten en petits pains allongés que vous ferez cuire comme le pain ordinaire.

On peut s'il existe de la constipation, mêler un quart de farine de son épuré à la farine de gluten.

Gelée au rhum ou au kirsch ou au café sans sucre.

Omelette au rhum sans sucre avec un peu de farine de gluten.

Omelette à la vanille, sans sucre.

ENTREMETS

DE LÉGUMES

Artichaut à la sauce au beurre sans farine ou à l'huile.

Id. à la barigoule.

Id. frit ou à l'italienne, ou à la lyonnaise, sans farine.

Choux-fleurs à la sauce, ou à l'huile, ou au jus.

Choux-fleurs au grat., avec semoule de gluten.

Id. au parmesan.

Choux au beurre ou à l'huile.

Choux de Bruxelles au beurre ou à l'huile.

Choucr. blanchie à grandes eaux, à l'huile ou au beurre.

Laitue au jus ou à la crême

Haricots verts au jus, à la crême, au beurre, ou à l'huile.

Asperges à la sauce ou à l'huile.

Asperges aux petits pois sans sucre.

Epinards au jus, à la crême, au beurre, à l'huile.

Croûtes aux champignons, avec des tranches de pain de gluten.

Champignons au gratin, avec la semoule de gluten.

Salsifis à la sauce ou au jus.

Cardon au jus ou mieux à la moëlle.

Morilles à la poulette.

Truffes au vin de Madère ou à l'italienne.

Concombres bien blanchies à la Béchamel, au jus ou à la moëlle.

Essayer les topinambours non blanchis au beurre, à la sauce blanche, à la barigoule, au juseck.

Tous les légumes ci-dessus doivent être blanchis en les coupant menu et les faisant bouillir avec la plus grande quantité possible d'eau salée, les égouttant bien.

Les légumes sucrés eux-mêmes, tels que navets, oignons, potirons, en les coupant menu et les faisant bouillir à grande eau, les égouttant bien, peuvent être utilisés.

CAFE, THE, LIQUEURS

Moka pur torréfié, sans sucre.

Thé Pékao, à pointes blanches, sans sucre.

Id. Souchong, à pointes blanches, sans sucre.

On peut ajouter aux infusions de thé, au lieu du sucre, de la crême ou du rhum, ou de l'eau-de-vie ou du kirsch.

Thé de fleurs d'oranger, infusion théiforme, sans sucre.

DESSERT

Fromage à la crême, sans sucre, crême épaisse.

Id. de Neufchâtel, boudon raffiné.

Id. de Brie, ou d'Epounesses, ou d'Auvergne, ou fromage de Gruyère, ou de Hollande.

Id. de Roquefort ou de Pont-Lévêque.

Id. de Chester ou de Parmesan.

Id. de Silton ou de Estilton, ou de Strakeno.

Tous les fromages frais, sans sucre, bien égouttés.

Amandes, noix, noisettes fraiches, cerneaux.

VINS ROUGES VIEUX	VINS BLANCS VIEUX
Chaînette. — Mâcon.	Madère ou Marsalla.
Avallon-Tonnerre.	Chablis.
Côte-Saint-Jacques.	Pouilly.
Pomard. — Nuits.	Girolles ou Nanchèvre.
Beaune. — Chambertin.	Mont-Rachet.
Clos-Vougeot. — Médoc.	Grave.
Romanée. — Ermitage.	Sauterne.
Bordeaux. — Saint-Julien.	Côte-Rôtie.
Château-Larose.	Ermitage.
Château-Laffite.	Xérès.
Cahors vieux.	Rhin.

ALIMENTS

Par lesquels il faudra commencer de revenir à la vie commune quand les urines ne contiendront plus de sucre, mais en ayant soin d'essayer les urines après leur usage, afin d'être certain que les sucres ou les fécules sont utilisés.

Echaudés — Pain de son, pain ordinaire, mais toujours en quantité modérée ; préférer la croûte ou le pain légèrement torréfié au four, ou le biscuit marin torréfié ; pommes de terre frites, semoule de gluten ordinaire.

Outre les aliments permis on peut faire intervenir dans l'alimentation les parties gélatineuses des animaux, telles que pieds de cochon au naturel à la Sainte-Menehoul, farcis aux truffes ; les andouilles et andouillettes de Troyes ; oreille ou tête de veau au naturel et en tortue.

On peut associer les feuilles de céleri à la salade, essayer le céleri bien blanchi au jus de viande, les carottes et les navets coupés très-menu, blanchis à grande eau et accommodés au jus de viande.

On peut accorder une tranche de melon et les fruits suivants : fraises, pêches, ananas, framboises, groseilles, cerises, mais toujours sans sucre.

On peut prendre ces fruits conservés par le procédé d'Appert, sans sucre ou à l'eau-de-vie également sans sucre.

On peut essayer les pommes et les poires, mais toujours en quantité modérée, crues et sans sucre ; on peut boire de la bière de garde, mais vieille, non gazeuse, pure ou étendue d'eau.

Quand la guérison est consolidée, se guider d'une manière générale, pour l'alimentation, d'après les préceptes exposés avec détail dans le *Mémoire sur l'entraînement du pugiliste*, imprimé dans le Supplément à l'*Annuaire de Thérapeutique pour* 1861.

Néphrite aigüe et chronique. — Les divers tissus qui entrent dans l'organisation des reins peuvent s'enflammer par suite de la présence des calculs ou de graviers, d'une accumulation insolite d'urine dans ces parties. La néphrite peut succéder à une violence extérieure, à un refroidissement, à l'abus des diurétiques ; elle peut être consécutive aux diverses affections des voies urinaires.

On a décrit plusieurs espèces ou variétés d'inflammations rénales, en ayant égard aux causes qui les produisent ou aux circonstances dans lesquelles elles se développent. C'est ainsi qu'on a admis une néphrite *rhumatismale* et une néphrite *goutteuse*. Mais nous ne croyons pas qu'il y ait lieu de faire une affection distincte de chacune de ces néphrites. L'inflammation rénale accompagne souvent la goutte ou la gravelle et c'est ainsi que nous avons l'occasion de soigner cette maladie que l'on ne vient pas traiter exclusivement à Vichy. Aussi n'en dirons-nous que quelques mots.

Dans le premier degré de l'inflammation, on trouve les reins augmentés de volume, en totalité ou en partie, suivant que l'affection est générale ou partielle. Il existe une véritable congestion et les eaux minérales agissent ici comme dans les autres engorgements.

Dans la néphrite chronique, le rein a une tendance à s'indurer, la substance corticale semble s'hypertrophier et il se forme parfois un épanchement de matière fibrineuse dans l'interstice des tissus.

L'induration rénale peut être assez considérable pour empêcher la sécrétion urinaire.

Les malades ne tardent pas à maigrir, leurs extrémités inférieures sont faibles, leur constitution s'altère.

Les eaux d'*Hauterive* et des *Célestins*, ayant la propriété d'attaquer l'albumine, la fibrine et d'amener, en quelque sorte, la dissolution de ces substances, devront être prises dans les conditions que nous avons déjà indiquées.

Ces eaux ont en outre le grand avantage d'agir encore en stimulant l'appareil rénal et l'appareil digestif : elles empêchent la déperdition et éloignent la fièvre de consomption et la suppuration qui sont toujours si graves.

Les bains tièdes longtemps prolongés, quelques révulsifs appliqués sur la région lombaire, des émissions sanguines locales, le repos, aideront à triompher du mal et à prévenir une terminaison fatale.

Les eaux de Vichy ont été appliquées avec des succès variés dans la *pyélite* (inflammation du bassinet et des calices), dans la *cystite chronique* (inflammation profonde de la vessie) et dans le *catarrhe vésical*.

Pyélite. — La muqueuse offre un épaississement qui peut-être assez considérable pour oblitérer les calices. La maladie est presque toujours symptomatique de la présence de graviers ou de calculs dans le rein. Toutes les causes capables de les déplacer ou de les agiter, fortement, comme les secousses du tronc, éprouvées surtout pendant l'équitation ou dans une voiture mal suspendue, sont des causes efficientes de pyélite. Après avoir enrayé les accidents par le traitement antiphlogistique ordinaire, par l'emploi de l'opium, on soumettra les malades, qu'ils aient ou non expulsé le calcul, au régime le plus propre à empêcher la formation de nouveaux corps étrangers ou l'accroissement de ceux qui existent. C'est dans ce but que l'on prescrit un régime végétal et l'eau des *Célestins*, qui agit à la fois par ses propriétés chimiques et légèrement diurétiques. Il sera rationel de n'ingérer l'eau minérale qu'à petites doses, afin de ne pas trop faire fonctionner l'organe malade. Ce traitement convient encore lorsque la présence du pus dans l'urine indique une suppuration des reins.

Cystite chronique. — La membrane interne de la vessie est presque toujours épaissie et indurée ; on observe une diminution considérable de la capacité de l'organe. L'épaississement des parois est dû le plus souvent à l'hypertrophie du tissu cellulaire et de la tunique musculaire.

Les eaux de Vichy modifient la surface de la muqueuse et font disparaître les causes les plus fréquentes de cystite, les diverses altérations des autres organes génito-urinaires, no-

14

tamment des reins et de la prostate qui est souvent hypertrophiée.

Nous recommandons tout particulièrement les injections d'acide carbonique dont nous avons déjà parlé. Elles sont préférables aux injections d'eau de goudron, d'eau sulfureuse naturelle et même d'une solution plus ou moins concentrée de nitrate d'argent.

Catarrhe vésical. — Il n'existe que peu ou point d'altération du tissu vésical, il est rarement épaissi ou aminci ; de sorte que pour expliquer l'exhalation dont la vessie est le siége, on est obligé d'invoquer une simple perversion dans ses fonctions. Le catarrhe vésical est une maladie presque toujours chronique, dans laquelle on ne trouve qu'accidentellement des signes d'excitation générale et locale.

Lorsque la sécrétion muqueuse est trop abondante, on voit survenir les accidents que toutes les sécrétions exagérées déterminent : l'appétit diminue, les digestions se troublent, la constitution se détériore.

L'usage des eaux de Vichy en bains, boisson, un régime convenable, une alimentation abondante substantielle, l'exercice, le massage et les frictions sèches, produisent en général une amélioration notable et la guérison.

Dupuytren avait injecté, avec succès, l'eau de goudron dans la vessie atteinte de catarrhe. Souchier (de Romans), conçut plus tard la pensée d'injecter dans la cavité de ce même organe, l'eau d'orge chargée de copahu à parties égales et il réussit. Enfin, Devergie et divers cliniciens obtinrent, par ce moyen, des succès parfois inespérés.

Albuminurie. — Cette affection qui est encore désignée sous le nom de *néphrite albumineuse*, de *dégénérescence granulée*, de *maladie de Bright*, est surtout caractérisée symptomatiquement par la présence de l'albumine dans les urines, par le développement d'épanchements séreux dans le tissu cellulaire et dans les membranes séreuses, et anatomiquement par des lésions rénales d'aspects différents, mais ayant toutes pour résultat l'obstruction, l'oblitération des conduits urinifères (Grisolles).

Les changements qui surviennent dans le parenchyme rénal, ne sont jamais bornés à un seul rein ; ils occupent toujours les deux organes simultanément, quoique à des degrés inégaux.

Voici du reste, en quelques mots, la filiation de ces altérations :

Dans la première période, toutes les parties du rein, tous ses éléments anatomiques, sont hypérémiés ; une exsudation fibrineuse se fait dans les tubes urinifères, en commençant par ceux de la substance corticale ; il y a desquamation épithéliale et ses débris mêlés à des globules sanguins et à la fibrine, oblitèrent de plus en plus les conduits.

Plus tard les produits exsudés se transforment, les cellules épithéliales deviennent granuleuses, la fibrine s'altère, devient granulée, s'infiltre de graisse, etc...

Ces altérations se généralisent et faisant du progrès, l'organe se ratatine.

Indépendamment des hydropisies du tissu cellulaire et des membranes séreuses, on observe consécutivement aux lésions rénales, le ramollissement de la muqueuse, du gros et du petit intestin, la pneumonie, la pleurésie et la méningite.

On décèle la présence de l'albumine, en versant dans un verre contenant de l'urine une petite quantité d'acide nitrique, ou bien une solution de sublimé, de noix de galle, d'alun, ou mieux encore en soumettant le liquide à l'ébullition.

Les malades perdraient, en moyenne, d'après Frerichs, de 6 à 12 grammes d'albumine.

Le dépérissement survient assez rapidement, l'embonpoint et les forces diminuent, l'appétit se trouble. Quelle que soit la cause immédiate de l'albuminurie, elle est toujours plus ou moins liée à un appauvrissement considérable du sang, à des désordres graves de la circulation.

Nous ne parlerons pas, bien entendu, de l'albuminurie, toute mécanique qui est liée à la grossesse. Nous avons surtout pour objectif l'albuminurie qui a son maximum de fréquence entre trente et quarante ans et qui paraît avoir son point de départ dans l'abus des alcooliques, une alimentation insuffisante, l'exposition habituelle ou accidentelle à l'humidité, les maladies du cœur, etc.

Une constitution détériorée, ou bien l'existence de tubercules, de scrofules, d'un cancer, etc., rendent l'affection des reins tout à fait incurable.

Mais en dehors de ces cas d'un pronostic très-grave, l'affection est toujours chose fort sérieuse et elle mérite d'attirer tout particulièrement la sollicitude du malade et du médecin.

On ne devra pas attendre, pour suivre un traitement, que le mal ait fait des progrès sinon irrémédiables, du moins fort difficiles à enrayer.

Les résultats inespérés que l'usage des eaux de Vichy a procurés dans ces derniers temps, sont bien de nature à appeler l'attention des praticiens sur cette médication. (Mialhe. *Chimie appliquée à la physiologie et à la thérapeutique.*)

Par la stimulation produite sur la peau et sur la membrane gastro-intestinale, par la modification imprimée aux fonctions d'assimilation, d'innervation et de sécrétion, elles réunissent les conditions les plus favorables pour combattre le dépérissement incessant des albuminuriques.

Les inhalations d'oxygène ont pour résultat immédiat d'augmenter l'urée et par conséquent de modérer le passage de l'albumine dans les urines. On comprend combien il doit être avantageux d'utiliser les principes albuminoïdes au lieu de les éliminer en pure perte. Aussi, l'emploi de l'oxygène dans l'albuminerie amène-t-il assez vite l'amélioration et même la disparition de cet état morbide, lorsqu'il n'existe pas d'altérations organiques trop profondes.

De même qu'on rejette l'usage des sucres et des féculents, dans la glycosurie, il s'est trouvé des médecins qui ont proscrit l'usage de l'albumine dans l'albuminerie.

Cette exclusion n'est pas fondée.

Dans le premier état morbide, en effet, il y a production en excès de glycose ; dans le second, il n'y a pas production en excès d'albumine, mais perte de ce principe, qui pourrait être utilisé intégralement à l'état normal.

« Si l'albuminurie grave est une maladie liée essentiellement à un trouble de la nutrition et non à une production exagérée d'albumine, laquelle n'a pas été constatée, il est rationnel de prescrire les matières albuminoïdes dans cet état morbide. L'indication est, en effet, de relever l'organisme, d'exciter la nutrition qui se fait mal et c'est ainsi qu'on peut expliquer l'utilité qu'on a retiré parfois des ferrugineux dans cette maladie. »

Le traitement tonique, le fer sous toutes les formes, les amers, une nourriture analeptique, seront donc utilisés avantageusement.

Les complications exigeront des moyens spéciaux qu'il serait trop long et inutile d'énumérer ici. Disons seulement qu'on calme souvent la diarrhée liée à l'albuminurie par les opiacés et le bismuth à haute dose.

Nous terminerons, en disant avec Martin-Solon, que dans cette maladie, un moyen ne suffit pas et qu'il faut savoir varier les remèdes, suivant les indications spéciales qui se présentent.

Maladies de l'utérus. — L'utérus ou matrice est l'organe féminin le plus impressionnable et le plus fréquemment atteint. — Il n'est pas une femme qui, à un moment de son existence, ne subisse le contre-coup des perturbations survenues de ce côté.

Nous vivons, et ce n'est pas un vain mot, dans le *siècle des maladies de matrice !* Jamais, en effet, elles n'ont été plus fréquentes, et cela s'explique, de reste, par les exigences de notre civilisation, de la mode, du plaisir, dont la femme subit le fatal empire, dès l'âge le plus tendre, avant même qu'elle ait acquis un développement physique suffisant pour résister aux fatigues et aux excès dont elle est la victime.

Le tableau morbide des affections utérines est immense, et quelles que soient les phases du mal, qu'il ait pour point de départ une simple rétention menstruelle, un trouble de cette même excrétion, ou qu'il soit lié à la puerpéralité, il a toujours un douloureux retentissement sur les autres fonctions, et particulièrement sur les voies digestives.

Les affections utérines présentent, d'une façon générale, ce caractère commun de provoquer des troubles variés dans la santé des femmes et d'offrir une grande résistance au traitement.

L'écoulement, qui est le symptôme le plus constant, et souvent aussi le seul qui appelle l'attention sur l'état de l'utérus, par les troubles qu'il provoque vers la nutrition, peut, chez les sujets prédisposés, favoriser le développement de tubercules pulmonaires.

Pour peu qu'il soit abondant, on voit bientôt les femmes devenir dyspeptiques, s'étioler, maigrir, perdre leurs forces et présenter une foule d'accidents nerveux, comme céphalalgie opiniâtre, troubles de la vue, symptômes hystérisques, etc...

Nous ne voudrions pas trop assombrir ce tableau ; mais, cependant, nous tenons à ne pas perdre l'occasion qui se présente de protester contre l'indifférence coupable que montre, en pareille matière, la plus belle moitié du genre humain.

Sachez-le bien, mesdames, vous ne conserverez les roses et les grâces de la santé que si vous veillez avec un soin jaloux sur l'intégrité et le libre jeu des fonctions utérines, qui sont l'apanage de votre sexe.

Je sais bien que certaines personnes *s'écou-
tent* peut-être un peu trop *de ce côté,* et
qu'une préoccupation excessive peut n'être
pas sans danger, mais entre les deux extrê-
mes, il y a une limite, et il vaut mieux dans
tous les cas pécher par trop de prudence que
d'être victime d'une incurie funeste. . . . .

La métrite chronique avec engorgement et
induration du tissu, la métrite chronique ulcéreuse et granulée, avec érosions et granulations, sont les affections que l'on traite le plus
fréquemment à Vichy. Les deux formes anatomiques principales de la métrite chronique,
peuvent être réunies chez la même femme,
mais, le plus souvent, elles existent isolément.

Dans la métrite avec engorgement et induration, l'utérus est tuméfié, déformé, plus
dur, plus pesant. Il est, presque toujours,
plus ou moins déplacé, en état de prolapsus,
ou dévié de différentes sortes.

Dans la presque totalité des cas, les malades ressentent à l'hypogastre ou dans le bassin une douleur sourde, continue, qui s'exaspère par moments, surtout après une fatigue
ou bien aux époques menstruelles.

La menstruation est presque toujours
troublée.

Le toucher est le plus souvent douloureux.

Des troubles digestifs accompagnent d'ordinaire cet état de souffrance de l'utérus.

Dans la métrite ulcéreuse et granulée, on trouve des ulcérations superficielles, de petites granulations rouges, facilement saignantes, séparées par d'étroits sillons, ce qui leur donne une plus grande ressemblance avec la fraise et la framboise. — Un écoulement blanc, opaque ou puriforme, mêlé souvent à des mucosités transparentes, qui sont fournies par la face interne du corps et du col utérin, est le trouble le plus fréquent qui accompagne les ulcérations simples ou granulées du col.

En même temps, les femmes ressentent de la chaleur, des pesanteurs incommodes au siége, des tiraillements et des douleurs dans les aines, dans les cuisses et vers les régions lombaire et sacrée. — Le sang ne s'échappe souvent à chaque époque qu'avec des douleurs très-grandes.

Chez les femmes enceintes, les ulcérations sont une cause très active d'avortement ou d'accouchement prématuré. Cette dernière affection est cependant moins grave que la précédente, nous nous hâtons de le dire pour calmer les craintes des personnes qui pourraient s'en laisser imposer par le mot *ulcéra-tion.*

Le traitement alcalin, appliqué à l'intérieur et à l'extérieur, donne les meilleurs résultats.

Les bains, les irrigations, aideront à résoudre l'engorgement; les douches d'acide carbonique que nous avons préconisées, et dont on n'use pas assez, seront appliquées avec succès pour combattre les érosions et la douleur.

Les Eaux de Vichy sont surtout utiles chez les femmes fortes, pléthoriques, qui éprouvent de la céphalalgie, des bouffées de chaleur, des épistaxis, des spasmes, et chez lesquelles le fer est contre-indiqué. Elles rendent les règles plus fluides, plus abondantes, plus faciles.

Toute disposition inflammatoire, congestive ou névropathique, dans les maladies de l'utérus, contre-indique les Eaux de Vichy.

La prédominance de l'engorgement sur l'exulcération et sur le catarrhe, l'état atonique de l'appareil utérin, avec ou sans tendance métrorrhagique, avec anémie et dyspepsie, en réclament tout particulièrement l'emploi.

Le Dr Favrot (*maladies des femmes*), recommande les Eaux de Vichy contre les engorgements rebelles qui viennent compliquer certaines déviations de l'utérus, surtout l'antéversion. Le col de la matrice se trouve souvent pressé sur les bas-fonds du vagin, et l'émission sanguine périodique ne se fait que difficilement.

Le traitement thermal empêchera et fera disparaître le dépôt de fibrine et de matière coagulable qui se fait insensiblement à chaque époque menstruelle, dans les interstices du tissu de l'utérus, augmente le volume de l'organe et prédispose certainement les femmes aux tumeurs fibreuses.

Le repos dans la position horizontale devra venir en aide au traitement minéral pour combattre l'engorgement et l'induration ; on entretiendra la liberté du ventre par des lavements ou par des boissons légèrement laxatives ; le régime alimentaire sera doux, mais substantiel.

Les sédatifs et les narcotiques sont des auxiliaires puissants des autres médications, lorsque les douleurs sont vives ou qu'il existe des accidents nerveux.

On devra opposer les révulsifs et les fondants aux engorgements rebelles. Les médicaments fondants serontsurtout choisis parmi les préparations mercurielles ou iodées, qu'on administrera spécialement en frictions sur le bas-ventre et aux parties interne et supérieure des cuisses.

L'eau froide en affusions et en douches est également indiquée. Enfin, il faudra renoncer, au moins provisoirement, aux habitudes si chères, à la danse, à la valse effrénée, aux veilles prolongées ; il faudra savoir écarter les préoccupations, les angoisses, les idées tristes, le découragement, et tenir grand compte des recommandations du médecin.

Notre rôle devient alors aussi doux que poétique, et nous sommes toujours heureux de faire luire un rayon d'espérance, et de relever les courages abattus.

Cette médecine, toute *morale*, qui écarte d'une main l'émotion nuisible et qui, de l'autre, prodigue les consolations, trouve fréquemment son application dans les affections utérines, et elle réussit souvent là où les autres moyens ont échoué.

Cette partie de l'art de guérir qui puise ses éléments dans le cœur, bien plus que dans les froides combinaisons de l'esprit, prouve une fois de plus que si l'exercice de notre profession émousse cette sensibilité des nerfs qui trouble les sens, elle laisse intacte et pure cette sensibilité de l'âme qui compâtit à la douleur, qui l'abrège et la console.

Il est certain que les médecins qui guérissent le plus souvent sont les plus habiles à manier, à tourner en quelque sorte à leur gré l'âme humaine, à ranimer l'espérance et à apporter le calme dans les imaginations troublées.

Et il n'est même pas nécessaire d'être médecin pour rendre le calme à un esprit agité, pour ranimer le flambeau de la vie dans un cœur blessé, dans un corps défaillant et dévoré par les angoisses. — Il suffit d'inspirer au malade quelque confiance et de compâtir à ses maux : la pitié est le premier baûme aux blessures.

Hélas ! personne ne peut sans passions, et par conséquent sans émotions, traverser les épreuves de la vie ; aussi, chaque existence a son ver rongeur, sa plaie cachée, son mystère de douleur. — Pour tous ceux qui pleurent ou souffrent, les consolations de l'amitié, les assurances de l'homme de l'art sont toujours très-efficaces.

Consoler, c'est encore guérir !

AFFECTIONS DIVERSES

GOUTTE.

RHUMATISME ARTICULAIRE. — BRONCHITE CHRONIQUE.

CHLOROSE. — CHOLÉRA. — OBÉSITÉ.

DE LA GOUTTE.

La goutte *régulière* a été décrite sous le nom de *podagra* par les auteurs anciens, et ce nom lui vient de ce que les jointures du pied sont celles qui sont le plus ordinairement prises, surtout alors des premières attaques. — La goutte a des affinités électives pour les petites articulations.

Plus ou moins mobile dans ses attaques subséquentes, la *goutte* peut s'étendre aux grandes articulations, provoquer autour des jointures des concrétions nommées *tophus*, et donner lieu secondairement à des troubles variés, surtout du côté des fonctions digestives.

Un certain nombre de phénomènes généraux, précurseurs ou concomitants, impriment à cette maladie le cachet de cette spécifité, c'est-à-dire des caractères tranchés qui distinguent l'affection qui nous occupe d'affections similaires.

« Toujours à côté des caractères communs à plusieurs espèces morbides, il en est d'autres qui appartiennent exclusivement à chacune d'elles et servent à les distinguer. Il n'en est pas de la goutte autrement que des autres espèces morbides. » (Trousseau.)

Nous étudierons chemin faisant les différentes manifestations de la goutte, et nous apprendrons à les connaître sous les différents masques dont elle se couvre trop souvent.

Les symptômes prémonitoires de l'attaque de goutte sont caractérisés par des troubles gastriques plus ou moins prononcés, par des modifications diverses de l'état cérébral : inaptitude à toute espèce de travail intellectuel, excitabilité nerveuse, irascibilité, malaise, inquiétude, etc. ; par une coloration plus rouge que d'habitude des urines, qui laissent en même temps déposer au fond du vase qui les reçoit, des quantités plus ou moins abondantes d'un sable fin, ressemblant à de la brique pilée.

On ne tarde pas à constater une tuméfaction particulière des régions qui vont être le siége de l'attaque. Enfin, le mal fait explosion, le

15

plus souvent après la cessation momentanée des phénomènes précurseurs. — « Le malade est habituellement réveillé entre minuit et trois heures du matin par une douleur atroce ressemblant à celle de l'entorse.» (Sydenham). Cette douleur ne tarde pas à devenir intolérable, et le moindre mouvement, la plus petite secousse, suffisent pour l'exagérer encore.

Ces souffrances diminuent, en général, vers le matin (*sub galli cantu*), en même temps que cèdent aussi la fièvre locale et les frissons qui les accompagnaient.

« La journée se passe généralement sans de trop vives douleurs; mais, vers le soir, celles-ci reprennent une intensité nouvelle ; puis, la nuit, elles reviennent aussi violentes que la nuit précédente, pour se calmer encore vers le matin, s'engourdir pendant le jour, reprendre leur même acuité le soir, et ainsi pendant quatre, cinq, six, sept, huit nychthémères. »

La peau des parties affectées devient en même temps d'un rouge luisant : elle prend, plus tard, une teinte violacée qui coïncide avec une exagération du gonflement primordial.

Après huit ou dix jours, l'accès est complètement fini, chez les individus qui sont arrivés au delà de la cinquantième année de la vie, avant chez les individus plus jeunes.

La marche reste un peu gênée, l'articulation conserve de la raideur et elle ne retrouve sa souplesse qu'après dix, quinze, vingt jours et même davantage.

Les symptômes que nous venons de décrire sont ceux de la goutte aiguë, franche, survenant pour la première fois chez un homme jeune et robuste.

Dans les attaques subséquentes, les choses se passent habituellement autrement que dans une première attaque.

Le mal est alors caractérisé par une série d'accès, de paroxysmes enchaînés : il s'annonce plus longtemps à l'avance ; ses prodromes sont plus accentués, et il se montre au commencement du printemps ou à la fin de l'automne, alors que la première attaque d'une goutte aiguë survient d'ordinaire, dans la saison d'hiver, vers la fin de janvier ou au commencement de février.

La durée de cette goutte, composée de petits accès, est d'autant plus longue que le goutteux est plus avancé en âge et qu'il est resté plus longtemps sans ressentir les premiers coups de sa maladie. — Un individu, par exemple, a été atteint pour la première fois à l'âge de vingt ans, ce n'est ordinairement qu'à l'âge de quarante ans que surviendront les attaques à paroxysmes successifs, à moins que celles-ci ne soient sollicitées primitivement par quelque cause occasionnelle, mauvais régime, intervention médicale intempestive qui, en éveillant la disposition diathésique, l'aura fait éclater avant le temps où elle se serait manifestée d'elle-même. » — (Trousseau.) (1)

Ce n'est pas seulement une simple articulation qui est le siège exclusif de l'attaque, ce n'est pas seulement le pied comme dans l'attaque franche, bien qu'il arrive quelquefois qu'il en soit encore ainsi ; tantôt c'est le genou, tantôt le coude, tantôt aussi, quoique plus rarement, les mains. — La goutte quitte une place pour se porter sur d'autres ; et, chaque fois, l'affection inflammatoire est accompagnée des mêmes phénomènes généraux, du mouvement fébrile avec horripilation et accidents spasmodiques.

Si la goutte sous cette forme se prolonge

(1) Nous empruntons aux excellentes cliniques de Trousseau, dont on ne dira jamais assez de bien, la plupart des éléments de cette description.

au-delà de deux ou trois mois, ce n'est plus la goutte aiguë, c'est la goutte chronique.

C'est alors que surviennent des engorgements, des *tophus*, des déformations qui persistent avec une désespérante opiniâtreté. Les pieds, les articulations tibio-tarsiennes, les poignets, les coudes restent tuméfiés, et cette tuméfaction œdémateuse gagne souvent bien au-delà des jointures.

Les dépôts calcaires qui se forment autour des jointures ou même dans l'intérieur des articulations, sont constitués par un mélange d'urates de soude, d'urate et de phosphate de chaux, le phosphate en proportion toujours plus faible que les urates.

Il n'est pas rare de voir la fluxion douloureuse des jointures disparaître tout à coup et être remplacée par quelqu'une des affections symptômatiques de la goutte. On désigne alors sous le nom de goutte anomale ou de goutte rétrocédée, ces manifestations irrégulières de la diathèse goutteuse.

Ce sont des névralgies et notamment la sciatique qui affecte spécialement les vieux goutteux; des viscéralgies nombreuses, parmi lesquelles il faut citer celles qui sont fixées sur les voies digestives, dyspepsie, gastralgie et colique goutteuse et celles qui ont pour siége les voies urinaires, néphrite, gravelle, colique, des vertiges, des migraines périodiques, certains états vaporeux, l'asthme, l'angine de poitrine, les hémorrhoïdes, certaines formes d'eczéma et de lichen chroniques, des affections cardiaques, des dilatations anévrysmales des gros vaisseaux, l'hépatite chronique, etc., etc.

Les accidents deviennent ici prédominants sur les manifestations articulaires, et souvent même constituent les seuls phénomènes de la maladie.

La gravelle, comme nous l'avons dit ailleurs, est l'affection symptômatique de la goutte la plus fréquente. — La gravelle et l'arthrite goutteuse sont les expressions de la même maladie.

« J'ai la néphrétique, écrivait Erasme à un de ses amis, et tu as la goutte : nous avons épousé les deux sœurs. »

Sous le nom de *goutte remontée,* de *métastase goutteuse,* on a désigné les cas où les accidents morbides de la goutte anomale surviennent brusquement. La mort peut en être la conséquence plus ou moins rapide.

Ce sont des accidents thoraciques, des catarrhes péripmeumoniques, des pleurésies suraiguës avec épanchement ; ce sont des troubles gastro-intestinaux, douleurs gastralgiques, vomissements, des diarrhées comme cholériformes ; ce sont des ictères, des accidents cérébraux, des phénomènes vertigineux ou lipothymiques, ceux-ci quelquefois portés jusqu'à la syncope et à la syncope mortelle ; des phénomènes apoplectiformes, etc.

Après cet exposé rapide, quelques mots d'explication sur les causes occasionnelles et la goutte naturelle sont indispensables, pour nous permettre d'aborder avec fruit le traitement.

La goutte est surtout la maladie des riches; ses manifestations n'étant jamais plus fréquentes que chez ceux dont la vie est oisive, chez qui les excès de table, des plaisirs de l'amour ou du travail intellectuel favorisent le développement de la diathèse.

L'hérédité joue un grand rôle dans l'histoire de la goutte. L'affection est dominée par la prédisposition héréditaire.

La goutte est la maladie de la virilité et de la vieillesse : elle ne se déclare guère avant trente ou quarante ans. Elle semble être l'apanage presque exclusif du sexe masculin.

« Il est indispensable, dit M. Tardieu (*Manuel de pathologie et de clinique médicales*), que certaines circonstances pathologiques, telles que la suppression de la sueur ou d'un flux habituel, peuvent être l'occasion de l'explosion de la goutte.»

Les individus qui sont sous l'influence de la diathèse urique, surtout lorsque celle-ci est provoquée par une hygiène mauvaise, sont des sujets à fibres molles, infiltrés de graisse et n'ayant pas une grande résistance vitale.

On a beaucoup disserté jadis, les uns pour établir, les autres pour rejeter, l'identité de la diathèse goutteuse et de la diathèse urique.

Nous laisserons de côté ces discussions passionnées où les personnalités ont joué trop souvent le rôle prédominant, pour constater que la production de l'acide urique et des urates en excès, est un phénomène pathologique inhérent à la goutte et dominé par une cause spécifique, que nous ne connaissons que par ses effets, que nous appelons la *diathèse goutteuse*.

Si la production de l'acide urique n'est pas la cause essentielle de la maladie, elle joue cependant un rôle capital, puisque c'est à sa présence en excès dans l'économie, qu'il faut attribuer la plupart des accidents.

Cette accumulation de l'acide urique dans le sang des goutteux et dans d'autres parties de l'organisme, est dûe à un travail incomplet de combustion des matières azotées albumonoïdes, par suite des conditions hygiéniques qui font que les individus assimilent beaucoup et dépensent peu.

Il est tout naturel qu'une nourriture succulente, très-animalisée, et le défaut d'exercice, aient une large part, en dehors de l'hérédité, dans le développement de l'affection.

Pour M. Mercier (*Traitement préservatif et curatif des sédiments, de la gravelle, de la pierre urinaire et des diverses maladies dépendant de la diathèse unique*), la goutte dépend d'une élaboration insuffisante des aliments, de digestions dont les produits ne sont pas assez complètement transformés, pour entrer dans la composition de nos tissus, et restent à un degré supérieur d'oxydation, à celui d'acide urique.

« En définitive, dit-il, que pendant le travail de la digestion, les acides affluent en trop grande abondance dans le tube intestinal, ou que les alcalis n'y arrivent pas en proportion convenable, il est évident que les produits du travail digestif ne parviennent dans le sang qu'*insuffisamment alcalinisés*, par cela même incomplètement transformés, et trop peu fluides, pour que l'acte respiratoire puisse s'exercer sur eux dans toute sa plénitude. »

Les Eaux de Vichy, en faisant disparaître les troubles gastriques, préviennent cette oxygénation imparfaite, favorisent la nutrition de tous les organes et empêchent les perversions fonctionnelles que nous avons signalées.

Il est d'une importance extrême de veiller à l'état des fonctions digestives chez les sujets prédisposés par l'hérédité ou par leurs conditions d'existence, et de combattre de bonne heure les troubles gastriques, dans quelques conditions qu'ils se manifestent, afin d'en prévenir les conséquences fâcheuses possibles.

Quelques esprits timorés ont considéré comme périlleuse la médecine des Eaux : ces craintes, respectables du reste, ne seraient fondées que si la prudence cessait d'être le fondement même de la pratique thermale.

L'emploi des eaux minérales alcalines ne serait dangereux que si elles étaient administrées sans réserve, sans discernement, sans tenir compte des conditions individuelles de santé, de la forme de la goutte, sans faire attention si l'accès passé l'est déjà depuis assez longtemps, s'il n'y a pas imminence d'une nouvelle attaque, etc.

En règle générale, les eaux alcalines ne doivent jamais être prises qu'en très-petite quantité à la fois ; on devra même ne suivre qu'exceptionnellement le traitement thermal pendant toute une saison.

En continuant trop longtemps, et en prenant des doses énormes, on s'exposerait à changer une goutte franche en goutte chronique, vague, viscérale.

Le Dr Prunelle défendait les bains, nonseulement les bains d'eau minérale, mais encore d'eau douce, dans la goutte articulaire, quelle que fût sa forme, aigüe ou chronique. Il se bornait à prescrire l'eau en boisson, à doses modérées, pour combattre les manifestations de la diathèse qui pouvaient survenir du côté du tube digestif et du côté des voies urinaires.

Cette pratique est depuis longtemps celle de M. Durand-Fardel, qui se borne à prescrire l'eau en boisson, à doses modérées, de façon à ne pas fatiguer l'appareil intestinal et à éviter d'appeler vers les organes de la digestion les manifestations goutteuses.

Pour l'éminent praticien, comme pour nous, les Eaux de Vichy agissent en combattant les altérations de la digestion, de la sécrétion urinaire, de la perspiration cutanée, en régularisant les grandes fonctions qui constituent l'acte capital de la nutrition.

La goutte demande une médication différente, suivant qu'on s'adresse :

1° A la diathèse générale qui a présidé à
son développement ;

2° Aux diverses inflammations dans lesquelles elle se localise ;

3° Aux produits sécrétoires par lesquelles
elle se juge.

Voyons chacun de ces cas en particulier :

1° Comme nous l'avons déjà dit, la goutte
tient à un excès d'acide urique et d'urates
dans le sang et les humeurs ; l'Eau de Vichy
modifie l'acidité des parties surchargées de
l'acide urique, et en favorisant la nutrition si
souvent troublée dans cette affection, elle empêche les dépôts uratiques. Mais, en raison
de son action, altérante à la longue, elle ne
convient pas à tous les goutteux : utile aux
malades jeunes, vigoureux, qui peuvent se livrer à un exercice suffisant, elle est nuisible
aux goutteux faibles, pâles, disposés aux
œdèmes, ainsi qu'aux gens âgés et impo-
tents.

On devra prendre l'eau de la source choisie,
dans l'intervalle, le plus loin possible des accès;
au moment des attaques, on s'adressera aux
moyens locaux.

2° Les Eaux de Vichy ont peu d'indications contre les inflammations où la goutte se localise. — Il sera utile d'insister, surtout, sur l'alimentation, l'exercice, les moyens hygiéniques qui s'adressent aux actions musculaires et à la respiration, et sur les moyens thérapeutiques qui favorisent les sécrétions.

3° La tendance de la diathèse urique à former des dépôts en différents points de l'économie, se manifeste surtout dans les reins et dans la vessie. — Les urines qui donnent naissance à ces dépôts sont acides ; aussi, la propriété que possèdent les eaux minérales d'alcaliniser les urines, est-elle heureusement utilisée dans ce cas.

Boerhaave fait choix pour les goutteux valides des exercices les plus énergiques, et il exige qu'on les continue avec persévérance.

Pour Sydenham, la base du traitement de la goutte, c'est l'exercice. — Avec la haute raison qui caractérise cet éminent observateur, il préfère dans cette maladie les moyennes hygiéniques aux drogues les plus vantées,

« J'ai dirigé la santé de plusieurs goutteux, lit-on dans l'*Annuaire du professeur d'hygiène de la Faculté de Paris,* et je suis convaincu aujourd'hui que, lorsqu'ils sont encore valides, rien n'est meilleur pour eux que les protiques de l'entraînement, bien dirigées, avec la modification de leur permettre assez d'eau pour que la quantité d'urine évacuée en vingt-quatre heures ne soit pas moindre d'un litre et quart. »

L'hydrothérapie aussi, quand elle est faite méthodiquement, agit puissamment pour modifier les accidents consécutifs de la goutte. En réveillant les fonctions cutanées et celles de l'appareil urinaire, et en ouvrant tous les émonctoires, en stimulant tout le système, elle augmente les facultés peptiques.

Il est essentiel, d'après Sydenham, qu'il faut citer à chaque pas, quand on parle de goutte, d'observer une grande sobriété et de ne pas prendre d'aliments de difficile digestion ; mais, il est aussi essentiel d'éviter une trop grande abstinence qui entraîne la débilité.

Quant à la nature des aliments, il faut consulter le goût ou plutôt les aptitudes digestives du malade, et il importe que les heures des repas soient rigoureusement réglées. Quant aux boissons, si le vin est nuisible, l'usage exclusif de l'eau l'est encore davantage. Entre l'abus de l'un et de l'autre, il y a une limite, et, à ce propos, Sydenham recommandait la bière légère que l'on fabrique à Londres, et permettait les vins d'Espagne de préférence aux vins de France et du Rhin.

On devra éviter les veilles prolongées, ne pas rester trop longtemps au lit, se faire une loi de se coucher de bonne heure pour se lever de grand matin.

La goutte a une cause si nette qu'elle est admise par tout le monde, excepté par les goutteux.

On n'ose pas s'avouer à soi-même qu'on est enclin à la bonne chère un peu plus que de raison, et qu'avec cela la paresse a pris sur vous tant d'empire que, peu à peu, par l'habitude, on s'est fait une hygiène qui se résume ainsi : Dépense insuffisante, réparation trop grande.

« La prophylaxie de la goutte est aussi limpide que son étiologie. Mais, obtenir la réforme nécessaire dans l'hygiène du goutteux, c'est là qu'est le nœud gordien. Quand le mal est invétéré, l'application du remède devient très-difficile. Un homme a perdu l'habitude de tout travail corporel, vous ne pouvez lui prescrire immédiatement un exercice plus énergique. Il faut y aller avec mesure : de la patience, de la persévérance, sont deux cho-

ses nécessaires, mais difficiles à obtenir ;
puis, malgré ses réserves alimentaires, le
goutteux a perdu l'habitude de réagir facilement ; on doit éviter, par-dessus tout, de
l'exposer à des refroidissements sans réaction,
tant que le fond de sa santé n'est pas profondément modifié ; ils sont aussi dangereux
pour lui que pour le rhumatisant le plus appauvri. » (Bouchardat.)

Nous n'avons encore rien dit du traitement
de l'accès, que quelques médecins ont conseillé de respecter.

Nous pensons qu'on peut et qu'on doit intervenir : on se trouvera bien de protéger les
parties avec de la ouate, de les recouvrir de cataplasmes émollients, si la tension est grande ;
on entretiendra la liberté du ventre, et il sera
avantageux de donner quelques doses d'o-
pium à titre de sédatif de la douleur, et pour
provoquer le sommeil.

Les amers, les toniques, trouveront leur
application dans la goutte chronique, pour
combattre l'affaiblissement et les troubles
dyspeptiques.

Il serait dangereux d'avoir recours aux
résolutifs.—Si la fluxion articulaire disparais-
sait subitement, on devrait craindre et prévenir une goutte remontée, en cherchant à la

rappeler à l'extérieur, au moyen des révulsifs.

La goutte a été et sera encore une mine féconde pour le charlatanisme ; le colchique, le quinquina, et parfois la digitale, se rencontrent invariablement dans les pilules et les élixirs recommandés à la quatrième page des journaux.

Malgré les efforts de l'expérience et les promesses de l'empirisme, il n'existe pas, comme on le voit, de traitement spécifique de la goutte ; mais, cette pénurie thérapeutique n'en rend que plus précieuse la médication alcaline, qui, du moins, enraye les progrès du mal, si elle ne l'arrête pas complètement.

RHUMATISME ARTICULAIRE.

On désigne sous le nom de *rhumatisme articulaire*, l'inflammation des parties sérofibreuses des articulations.

Le rhumatisme est essentiellement migrateur ; s'il frappe constamment le tissu fibroséreux en divers organes, il abandonne une articulation pour en frapper une autre, et, souvent, revenir à l'articulation primitivement frappée.

C'est surtout le rhumatisme articulaire

sub-aigu qui fait l'objet des applications de la médication thermale alcaline.

Il est apyrétique et consiste en douleurs vagues, d'une intensité médiocre, occupant à la fois ou successivement les principales articulations, avec chaleur et gonflement modérés ou nuls, s'exaspérant pendant la nuit et se déplaçant avec une grande facilité. Les symptômes généraux se bornent à l'anorexie, la constipation et une céphalalgie légère. Les complications sont tout à fait exceptionnelles.

Les Eaux de Vichy ne sont utiles qu'autant qu'il n'existe pas de complications cardiaques; la médication alcaline, appliquée dès le début, peut les prévenir.

Sur 24 malades traités par Garrod, qui a formulé très-nettement ce mode de traitement, 3 seulement ont présenté quelques accidents du cœur.

Dickinson a eu sur 48 rhumatismes, un seul accident cardiaque.

MM. Jacoud, à Beaujon ; Charcot et Vulpian, à Lariboisière et à l'Hôtel-Dieu, ont administré les alcalins à haute dose dans les cas de rhumatisme articulaire aigu, et ont constaté les effets remarquables de cette médication, sur la marche de la maladie qui a toujours été d'une durée beaucoup moindre, et de l'apaisement qui est survenu, soit dans le pouls, soit dans les douleurs.

Les Eaux de Vichy, employées dans l'affection qui nous occupe, agissent comme hyposthénisant ; pour Chevreuil, en activant la dénutrition ; pour M. Gulber, en favorisant la dissolution des hématies.

Garrod, ayant examiné le sang d'un rhumatisant, après l'administration des alcalins, a vu la fibrine se déposer plus lentement, et sur toute la surface à la fois du caillot ; elle paraissait différer de la fibrine et être moins coagulable.

La médication thermale alcaline agit ici comme dans les autres maladies fébriles. Elle modère la fièvre, diminue la fluxion inflammatoire et rend moins longue la durée du rhumatisme.

Certains cas de rhumatisme chronique ont été améliorés par l'Eau de Vichy, mais ce n'est que chez des sujets vigoureux, non affaiblis, et dont la maladie n'est pas trop ancienne.

Dans le cas contraire, il faut surtout recourir aux toniques, à l'hygiène et aux moyens locaux propres à calmer les douleurs.

Nous ne saurions trop recommander les

frictions sèches et chaudes sur tout le corps
et l'emploi bien entendu et persévérant de
l'hydrothérapie avec sudation.

Le rhumatisme produisant rapidement l'a-
némie, on devra craindre de l'augmenter en
abusant des eaux de Vichy.

Une fois la convalescence établie, les malades devront prendre de grandes précautions
hygiéniques et éviter scrupuleusement toute
cause de refroidissement. Une grande alimentation et le grand air rendront au liquide sanguin les globules rouges qui lui manquent
et préviendront la fibrination extrême du
sang.

BRONCHITE CHRONIQUE.

Les Eaux de Vichy peuvent rendre de
grands services dans la bronchite chronique,
surtout lorsque la sécrétion est visqueuse et
l'expectoration difficile. Elles agissent comme
médicament anti-phlogistique ; leur action
topique sur la muqueuse bronchique s'explique par leur élimination par cette muqueuse.

D'après Virchow, les alcalins exerceraient
sur l'épithelium vibratile une excitation remarquable et ranimeraient les mouvements
de ces petits appendices, lorsqu'ils paraissent
éteints sans retour. On pourrait expliquer de

cette façon l'expectoration plus facile, sous leur influence.

Les alcalins ayant, du reste, pour effet général de fluidifier toutes les sécrétions, on comprend que les mucosités qui ont une tendance à s'accumuler dans les bronches, et sont difficilement expulsées, surtout dans la bronchite capillaire où leur agglomération met le malade en danger d'aspleyxie, puissent ainsi devenir moins épaisses et entraîner en dehors celles qui adhéraient déjà.

Quand la bronchite est légère, de simples précautions hygiéniques et quelques verres d'eau de la source *Chomel* de préférence, suffiront, le plus souvent, pour arrêter tout danger.

Dans les cas plus graves, nous ne saurions trop recommander d'ajouter au traitement interne des inhalations d'eau minérale.

Un certain nombre de pulvérisateurs se trouvent dans la salle d'inhalations de l'oxygène, à la disposition des personnes qui voudront en user.

La séance, y compris la fourniture d'eau minérale (*Cauterets, La Raillière, Enghien, Bonnes, Mont-Dore, La Bourboule, Chomel*), est de un franc.

Nous n'avons pas besoin d'ajouter que ces

douches ont la plus heureuse influence, pour modifier les affections des bronches et du larynx.

CHLOROSE

La chlorose (pâles couleurs), est une maladie cachectique propre aux femmes, souvent liée à un trouble dans l'établissement ou dans le cours de la menstruation et caractérisée par des désordres variées de la nutrition et de l'innervation, ainsi que par un appauvrissement du sang et une décoloration particulière des tissus. (Tardieu).

L'âge de la puberté qui donne à la jeune fille les attributs de la femme est souvent marqué par une complexité de troubles divers, dont la gravité s'impose au médecin, surtout par l'espèce d'imminence morbide sous laquelle elle place un grand nombre de jeunes personnes.

Les symptômes propres à la chlorose que nous décrirons plus loin, se montrent, tantôt chez des femmes brunes, sujettes à des congestions utérines ou à des hémorrhagies qui remplacent les règles (Stoll, Wendt) ; tantôt, enfin, chez des jeunes filles irritables, nerveuses, délicates, très-difficilement réglées (Wendt).

Dans ces différentes conditions, on voit prédominer, chez les différentes malades, les hémorrhagies, les palpitations, les vertiges : ou les dyspepsies, la gastralgie, les œdèmes ; et chez les dernières, les douleurs névralgiques multiples, les aberrations de la sensibilité, les syncopes, la consomption.

. . . .

S'il est vrai qu'on puisse invoquer une certaine prédisposition commune aux enfants d'une même famille, les conditions qui amènent le plus souvent cette maladie, sont les obstacles qu'éprouve le développement complet des jeunes filles et les troubles divers de la menstruation, soit qu'elle tarde à s'établir, soit qu'elle ne s'opère qu'avec de grandes difficultés ou d'une manière irrégulière, avec trop ou trop peu d'abondance, soit enfin qu'elle se supprime complétement.

Il faut aussi faire jouer un certain rôle dans le développement de cette affection aux écoulements leucorrhéiques habituels, aux émotions tristes, aux chagrins d'amour, à l'abus de l'onanisme, ainsi qu'à de mauvaises conditions hygiéniques d'habitation ou d'alimentation.

La chlorose revêt des formes très-diverses et varie suivant la nature des individus.

Voici cependant les symptômes que l'on observe le plus souvent :

Tous les organes souffrent, toutes les fonctions languissent ; des douleurs nerveuses vagues, irrégulières, tantôt sourdes, tantôt lancinantes, se font sentir dans le bas-ventre, dans les lombes et jusque dans les parties sexuelles ; l'appétit est diminué ou perverti, l'estomac est le siége de tiraillements et de crampes ; il y a de l'essoufflement, des palpitations, des lypothymies et des syncopes ; les malades sont tristes, abattues, nonchalentes ; la flaccidité des chairs se prononce, la pâleur verdâtre ou jaunâtre des téguments s'accentue ; une constipation opiniâtre s'établit ; de véritables hémorrhagies périodiques avec leucorrhée dans l'intervalle des époques menstruelles, peuvent encore accroître la faiblesse et diminuer la richesse du sang et la proportion de ses principes stimulants ; mais le plus souvent il existe de la dysménorrhée, de l'irrégularité dans le cours des règles ou une diminution dans la quantité de sang rendu aux époques habituelles.

En même temps, les malades souffrent d'une céphalalgie intermittente, pulsative, bornée le plus souvent à la région frontale, d'une constriction persistante des tempes, avec des vertiges, des éblouissements, des bourdonnements d'oreilles. La gastralgie s'exaspère sous l'influence d'une leucorrhée plus abondante ; le sang est à peine coloré et tache le linge en rose très-clair ; l'énergie physique et morale achèvent de disparaître, et la machine ne paraît plus se mouvoir que par une sorte d'irritabilité nerveuse.

Si le mal était abandonné à lui-même, on verrait le dépérissement faire chaque jour de nouveaux progrès et la mort serait la conséquence de cette incurie.

On préviendra une terminaison aussi funeste par un traitement bien dirigé et appliqué de bonne heure.

Deux indications très-précises s'imposent au praticien : 1° Combattre les troubles gastriques ; 2° rendre au sang sa richesse et sa plasticité.

Nous ne disons rien des troubles menstruels, parce que nous pensons que l'aménorrhée, la dysménorrhée, les écoulements blancs, loin d'être la cause des pâles couleurs, en sont au contraire la conséquence.

On conçoit, en effet, que si le sang est appauvri et en quantité insuffisante, il cesse de se porter vers les organes génitaux aux époques accoutumées.

Régularisez les fonctions de nutrition et par suite la sanguification et les difficultés et les troubles de l'évolution menstruelle disparaîtront consécutivement.

Les eaux de *Mesdames* et de la source *Lardy* répondent parfaitement aux indications énoncées plus haut :

Elles réveillent des aptitudes digestives et donnent au sang, par le fer qu'elles contiennent, le principal élément constitutif qui lui manque.

Le fer, lit-on partout, est le médicament par excellence de la chlorose. On nous objectera que puisqu'il en est ainsi, *puisqu'on en prend, on ne saurait trop en prendre.* Eh bien, non, c'est là une erreur et nous tenons à nous élever contre les préjugés du vulgaire qui est loin d'avoir une idée juste des doses et du mode d'administration des préparations ferrugineuses.

La quantité de fer contenue dans le sang est trop minime pour réclamer un emploi immodéré des préparations martiales, lorsque la proportion de cet élément vient à diminuer.

Dans l'état de santé, l'animal reconstitue tous les éléments de son sang à l'aide des substances qu'il trouve dans les aliments.

En supposant qu'à un moment donné, il

n'y ait pas assez de cet élément métallique dans les substances que nous ingérons, il sera bon d'avoir recours aux eaux minérales et aux préparations pharmaceutiques, pourvu qu'il y ait tolérance de l'estomac.

Une ardeur tant soit peu intempestive serait funeste. Si d'une façon générale, le fer est mal supporté, si l'estomac semble le refuser, si la gastralgie et la dyspepsie augmentent sous son influence, cela tient à ce qu'il est administré à doses trop élevées.

En ingérant l'eau de *Mesdames* et du puits *Lardy*, on évitera l'excès que nous venons de signaler : C'est sur ce fait que repose notre estime ; c'est pour cela que nous préférons ces eaux à des sources plus ferrugineuses, comme celles de Spa, de Pougues, de Pyrmont, de Schwalbach, de Forges, de Cransac, etc.

Au reste, comme le fait remarquer Trousseau, dans ses cliniques, la chlorose est une maladie chronique *qui réclame une thérapeutique chronique*. Le fer doit donc être administré longtemps pour pouvoir imprimer à l'économie de profondes modifications, et il ne sera supporté facilement que s'il est administré à très-faible dose.

Une hygiène rigoureuse, un régime tonique aideront à mettre les organes dans des conditions de santé telles que ceux-ci trouvent en eux la puissance nécessaire pour assimiler le fer des aliments.

Nous avons parlé de régime convenable et souvent « par le fait de la maladie, il y a non-seulement de la dyspepsie, mais encore des appétits fantasques, du dégoût pour les aliments les plus substantiels, et un désir insensé de substances que nous regardons en général comme très-mauvaises. Certaines filles chlorotiques aiment souvent mieux mourir de faim que de se nourir comme tout le monde. »

Dans ce cas, il n'y a pas à hésiter ; comme l'illustre clinicien de l'Hôtel-Dieu, il faut capituler thérapeutiquement et faire bon marché de la nature des aliments, pourvu qu'ils soient ingérés et bien supportés.

On peut ainsi accorder sans scrupule, les substances réputées les plus indigestes, radis, salade, fruits à peine mûrs, fromages de haut goût, viandes fortement vinaigrées, légumes, charcuterie richement épicée, boissons acidules, liqueurs spiritueuses, etc., pourvu qu'il y ait dans cette nourriture bizarre de la variété.

L'action des eaux alcalines qui sont si avantageusement prescrites pour combattre la langueur des digestions et les autres troubles digestifs, sera secondée par les amers et les toniques, principalement par l'usage de la poudre de quinquina jaune, prise à l'intérieur à la dose de 2 ou 4 grammes, tous les jours ou deux ou trois fois par semaine.

Quand il arrive une constipation opiniâtre, de petites proportions de rhubarbe, peuvent rendre de véritables services. On pourra également remédier à cet état par des lavements légèrement laxatifs.

Les douches, les bains alcalins, par l'action qu'ils exercent sur la peau et par l'intermédiaire de celle-ci sur l'organisme, ont une influence très-heureuse. J'en dirai autant des conditions de distractions, de changement de lieu, dans lesquelles un voyage à Vichy, place les malades.

Les excursions dans les environs, les fêtes du Casino, feront aussi une diversion très-heureuse et nous donnons volontiers toute liberté sur ce point, pourvu que la réserve serve de guide.

— « Elle aimait trop le bal, » dit un poète aimé en parlant de Lucie, et son cœur saigne au souvenir de ces heures d'extase où il enlaçait sa taille svelte et souple dans une étreinte fiévreuse !...

Que les regrets de l'auteur de Rolla, servent de leçon à nos blondes ingénues, à nos folâtres jeunes filles ; après une journée remplie par une promenade, une jeune personne chlorotique devra toujours préférer l'excitation modérée qui résulte des plaisirs de l'intelligence ou des douces émotions du cœur et de l'imagination, aux enivrements de la valse lascive !...

CHOLÉRA

Les eaux de Vichy ont été préconisées comme médication préventive et effective du choléra.

Le Dr Barbier, dans une brochure (*Le choléra épidémique et l'hydrologie médicale*), s'élève contre la tendance et l'encombrement qui fait que, dès que le choléra, ce minotaure de notre civilisation se montre à l'horizon, les grandes villes circonvoisines ont le déplorable privilége de recevoir les émigrants du centre envahi par la maladie.

« La plus simple logique, dit-il, le moindre bon sens suffiraient cependant, pour éluder les dangers d'un tel état de choses ; car si la nature nous laisse exposés aux atteintes du mal, n'a-t-elle pas mis à notre usage tous les éléments du remède, principalement dans cette variété d'eaux minérales qu'elle prodigue à nos souffrances ? Elle semble, en effet, nous indiquer du doigt au moins, l'agent de médication préventive inscrite dans ce fait d'immunité bien remarquable, dont jouissent, à propos du choléra, certaines stations thermales. »

En 1832, cette année funeste où Paris enregistra jusqu'à 1800 décès cholériques par jour, Vichy, presque délaissée par ses visiteurs habituels, conservait intact son état de salubrité normale ; les années 1849, 1853 et 1865 se sont écoulées comme les précédentes, sans qu'il se soit produit d'observation relative au choléra, qui se développa avec tant de violence sur divers centres de population, même circonvoisins.

Dans la deuxième période du choléra, les alcalins, en raison de leurs propriétés de fluidifier le sang et de faciliter la circulation, semblent indiqués pour combattre la tendance du sang à perdre sa partie liquide par les vomissements et les selles. Le sang est épais, ne circule pas, le cholérique est froid, cyanosé, n'exale plus que le cinquième d'acide carbonique de l'homme sain. Mais si les alcalins favorisent l'oxydation des matériaux de combustion, ils n'en donnent pas au sang ; aussi doit-on toujours associer aux alcalins les préparations alcooliques et les toniques ; on devra veiller également à ce que le malade ait toujours chaud et avoir recours à tous les moyens artificiels dont on pourra disposer, pour le réchauffer.

Ce n'est pas ici le lieu d'entrer dans des détails thérapeutiques : on a préconisé contre le choléra presque tous les agents dont la thérapeutique dispose.

Au lieu d'une énumération ingrate et ennuyeuse, nous dirons que le traitement doit varier suivant l'état symptomatique, suivant une foule de circonstances et qu'il faut avant tout obéir aux indications qui se présentent.

OBÉSITÉ.

Les eaux de Vichy modifient assez rapidement l'obésité abdominale et paraissent agir assez efficacement sur l'obésité viscérale en général ; le ventre s'assouplit, les digestions se font avec plus d'activité, les écoulements hémorrhoïdaires se réveillent, la respiration se fait avec plus de liberté, en un mot, l'état général s'améliore visiblement sous l'influence du traitement thermal.

Le Dr Schindler, attribuant l'enbonpoint à l'introduction dans l'économie d'une trop

forte proportion de substances hydro-carbo-
nées et à un défaut d'oxygénation suffisante
pour les brûler et les éliminer sous forme des
produits de la combustion, fait découler de
cette théorie une diététique, qui est la confirmation du traitement que je recommande aux
personnes atteintes d'obésité.

La base du traitement que le Dr Schindler
a intitulé, dans son ensemble, *Cure de réduction aux eaux de Marienbad*, repose sur les
prescriptions suivantes : Aliments albumineux
ou plastiques pour nourriture principale ; diminution notable ou prohibition des aliments
féculents et sucrés ; vie à l'air libre, exercice
journalier, de façon à absorber la plus grande
quantité possible d'oxygène. Ce régime qui
doit être naturellement modifié, suivant la
constitution et les habitudes de chacun, est
accessoirement secondé par l'usage des alcalins qui sont, du reste, un des agents pharmaceutiques les mieux indiqués.

M. Labat, contrairement à l'opinion de
M. Durand-Fardel, considère les eaux de
Vichy comme utiles contre l'obésité ; si elles
ont paru échouer parfois, il pense que la faute
en revient aux mets sucrés et aux pâtisseries
dont les tables d'hôte sont malheureusement
prodigues.

M. Mialhe estime, comme M. Labat, que les eaux de Vichy, déjà efficaces contre l'obésité, le deviendraient bien davantage, si leurs effets n'étaient en partie contrariés par le régime si mal entendu, au point de vue de l'intérêt des malades, qu'on suit dans les tables d'hôte de ces thermes.

Comme il a été prouvé que les substances huileuses ou grasses, toutes celles qui sont riches en carbone, favorisent l'accumulation de la graisse dans le corps, on devra s'en abstenir le plus possible.

Par l'usage bien combiné des douches, des sudations, de l'exercice, on fait disparaître le tissu adipeux et l'on diminue rapidement le poids du corps sans altérer la santé, sans compromettre les organes digestifs ou la nutrition, et cela même souvent malgré une alimentation abondante et substantielle.

Les malades ne séjourneront dans le lit que juste le temps voulu pour réparer les forces ; ils veilleront à ce que les principales sécrétions s'exercent avec régularité ; il sera utile de prendre de temps en temps un purgatif et d'avoir recours aux inhalations d'oxygène.

APPENDICE

RENSEIGNEMENTS UTILES.

Six trains par jour transportent à Vichy une quantité considérable de voyageurs.

On trouvera dans les indicateurs spéciaux les heures du départ des trains. Il faut environ huit heures pour aller de Paris à Vichy par train express. Les prix des places sont de 45 fr. 05 c. en 1re classe ; 33 fr. 80 c, en 2e ; 24 fr. 85 c. en 3e.

Nous recommandons aux malades de se défier des renseignements qui leur sont fournis par les *pisteurs*, qui les assaillent à leur arrivée.

Les malades, s'ils ne sont pas fixés sur le choix d'un médecin, trouveront dans les couloirs du grand établissement, où ils peuvent entrer à toute heure du jour, une liste de tous les médecins qui exercent à Vichy.

On ne paie pas l'eau des sources, bue sur place ; mais il est d'usage, à la fin de la saison, de donner un pourboire à la donneuse d'eau.

Les malades qui doivent prendre des bains, peuvent, au commencement et à la fin de la saison, choisir facilement l'heure qui leur convient le mieux ; dans l'intervalle, les chefs baigneurs désignent les séries disponibles.

Voici les heures des séries de bains :

MATIN.	SOIR.
1re série 4 h. 45m.	7e série 1 h. 15m.
2e — 6 15	8e — 2 30
3e — 7 30	9e — 3 45
4e — 8 45	Douches à toute heure
5e — 10 »	à partir de l'ouverture jusqu'à la ferme-
6e — 11 15	ture.

NOTA. — Les séries sont ouvertes ou supprimées au fur et à mesure des besoins du service ; les heures ordinaires sont de 6 h. 15 du matin, à midi.

Voici le Tarif des bains et douches au grand établissement :

TARIF

DES BAINS & DOUCHES

La durée des bains est de 1 h. 15, y compris le temps nécessaire pour la toilette ; au-delà de ce temps, le bain est payé double.

Bains et Douches — 1re classe

(linge compris)

Bains ou Douches réservés, avec lit de repos............................	5 fr.	
Bains minéraux, en baignoire ou en piscine............................	5	» »
Bains minéraux avec Douches en baignoire............................	5	75
Bains d'Eau douce...................	1	50
Grandes Douches à percussion	5	» »
Douche froide ou limitée.............	1	50
Douches ascendantes	»	75
Douches vaginales...................	»	50
Bains de siége	1	» »
Bains de pieds	»	30
Bains ou Douches de vapeur..........	5	» »
Bains de gaz acide carbonique	1	» »
Séance d'inhalation de gaz acide carbonique	»	50
Séance d'inhalation de gaz oxygène....	1	» »
Séance d'inhalation d'eau minérale pulvérisée, eaux de Vichy, eaux Bonnes, etc.	1	» »

Bains et Douches — 2ᵉ classe
(linge compris.)

Bains minéraux...........................	2 fr. »
Bains minéraux avec douches en baignoire...........................	2 75
Bains d'Eau douce	1 »»
Douches ordinaires à percussion........	2 »»
Douches ascendantes, sans linge.......	» 40
Douches vaginales...................	» 40
Bains de siége.,....................	» 75
Bains de pieds........................	» 50

Bains et Douches — 3ᵉ classe
(2 serviettes seulement.)

Bains minéraux....................	» 60
Douches ordinaires.................	» 60
Douches ascendantes et autres.........	» 25

Linge supplémentaire

Serviette..........................	» 10
Peignoir...........................	» 15
Fond de bains........................	» 20

Bains à domicile

De cinq heures du matin à six heures du soir.

Bains minéraux....................	3 »»
Bains d'Eau douce	2 »»

NOTA. — S'adresser aux chefs baigneurs ou au concierge et prévenir deux heures à l'avance.

Pour les bains demandés de six heures du soir, à cinq heures du matin, 2 fr. en sus des prix ci-dessus.

Bains de l'établissement de la source de l'Hôpital.

Mêmes prix que dans les autres Etablissements.

Bains réservés avec lit de repos........	4 »»
Bains de piscine	2 »»
Bains sulfureux, de Barège, tout compris	5 »»

Lorsque les préparations ne sont pas fournies par l'Etablissement, il est payé par chaque bain, 1 fr. pour détérioration des appareils.

Bains et Douches à prix réduits.

1re CLASSE.

Le bain et la douche pris simultanément	4	50
Le bain ou la douche, aux séries de 10 heures, de 1 h. 1/4 et 1 h. 1/4...	2	»»

2e CLASSE:

Le bain et la douche pris simultanément	3	»»
Le bain ou la douche aux séries de 10 heures, de 11 h. 1/4 et 1 h. 1/4....	1	25

NOTA. — Le service de la gratuité prime toujours celui des bains ou douches à prix réduits.

Bains gratuits.

Les bains gratuits civils ou ecclésiastiques et ceux de l'Assistance publique, sont donnés aux heures fixées par la Compagnie fermière.

Il est d'usage, aux bains comme dans les Hôtels, de donner une gratification pour le service. Des troncs sont établis à cet effet près des chefs baigneurs. — La gratification est répartie intégralement à la fin de la saison entre le personnel des bains.

TARIF DES CHAISES
DANS LE PARC.

Carte d'abonnement pour un mois....................	5 f.
Une chaise, pendant la journée	10
— pendant les concerts.	25

THÉATRE ET CASINO.

Le prix des abonnements cumulés au Théâtre et au Casino est :

Pour un mois .... 50 f. »
Pour huit jours.............. 25 »

Les prix d'abonnement au Casino seul sont fixés de la manière suivante :

Un mois.................. 20 f. »
Huit jours................ 10 »
Entrée pour une journée..... 2 »

Ces abonnements donnent droit :

1° A l'entrée libre dans les salles de jeu, de billard, de lecture et de bal.

2° A l'entrée aux bals et aux concerts de la salle des fêtes ;

3° A l'usage gratuit des chaises dans le parc, dans les Célestins et les promenades de la Compagnie.

Les prix des places, au spectacle, les jours de représentations ordinaires, sont fixés de la manière suivante :

Prix d'entrée avec stalle numérotée .... 4 f. »
— pour une loge de 4 places .... 10 »
Une journée complète, Casino et Théâtre .... 5 »

Les jeux autorisés dans les salons sont l'é-carté, le piquet, l'impériale, le whist, les

douze-points, le boston, le bezigue, le trictrac, le domino, les échecs et le billard.

Les prix sont tarifés ainsi :

Le billard, de jour... l'heure   1 f. 50
      —   à la lumière.   —   2   50
Les deux jeux de piquet   —   2   ›
      —   entiers........   4   ›
Les dominos..... la séance.   1   ›
Le trictrac........... — ..   1   ›
Les échecs........... — ..   1   ›

PRIX DES EAUX ET DES PRODUITS
DE VICHY.

Les demandes doivent être adressées à
l'établissement thermal ou à l'administration,
boulevard Montmartre, 22, Paris.

Les 50 bouteilles d'eau miné-
     rale, prises à Paris.   35 f.   ›
     —   —   à Vichy.   30   ›

Sels pour Bains de Vichy à domicile.

Rouleau de 250 grammes....   1 f. 25

Sels pour Boisson artificielle de Vichy.

Flacon grès, 500 gr........   5 f.   ›
Boîte de 50 paquets (un pa-
     quet par litre d'eau).......   5   ›

Pastilles digestives.

La demi-boîte.............   1 f.   ›
La boîte..................   2   ›
    —   de 500 gr...........   5   ›

TARIF DES VOITURES A VICHY

(Extrait de l'arrêté préfectoral).

Il est conseillé à toute personne de bien faire le prix avant de monter en voiture. Cette précaution évite le plus souvent des difficultés.

Art. 16. — Les prix à payer sont fixés ainsi qu'il suit pour la commune de Vichy :

Voitures à un cheval.

1 fr. 25 la course — 2 fr. 25 l'heure.

De minuit à 6 heures du matin, les prix fixés ci-dessus sont augmentés de moitié.

Pour les points situés dans un rayon de 13 k. de Vichy, tels que l'Ardoisière, le Casino du Belvédère, la Montagne-Verte, Charmeil, les Malavaux, Hauterive, St-Amand et St-Germain-des-Fossés, les prix sont fixés ainsi qu'il suit :

Voitures à un cheval.

La première heure.......... 3 f. »
Les heures suivantes........ 2 »
La journée................. 18 »
La demi-journée .... 9 »

Voitures à deux chevaux.

La première heure.......... 4 f. »
Les heures suivantes........ 3 »
La journée................. 25 »
La demi-journée............ 12 50

La journée est fixée à douze heures, y compris eux heures de repos, dont il sera tenu compte au cocher ; la demi-journée à six heures, y compris une heure de repos.

HOTELS, MAISONS MEUBLÉES,
VILLAS.

On compte à Vichy environ 110 hôtels, 144 maisons meublées et une trentaine de villas. La moyenne du prix des hôtels, chambre et nourriture, est de 7 à 8 fr. par jour. En général, les logements deviennent moins chers, à mesure que l'on s'éloigne de l'établissement thermal. Les personnes qui veulent faire choix d'une maison meublée ou d'une villa, feront bien de descendre préalablement dans un hôtel, avant de se fixer.

On trouve à la station de la gare : l'omnibus de la ville, les omnibus des principaux hôtels et les voitures de place.

Les promenades aux environs de Vichy sont nombreuses. Les excursions les plus usitées ont pour objet :

Cusset, chef-lieu de canton à 3 kilomètres de Vichy.

La Montagne-Verte, à 4 kil. On y jouit d'un coup d'œil splendide.

Les Malavaux, à 7 kil.; le Puits du Diable, la Fontaine des Sarrasins.

La Villa du Belvédère, à 8 kil. (Restaurant, billard, jeux divers).

L'Ardoisière, à 12 kil. — Excursion très-pittoresque.

La Côte Saint-Amand, à 5 kil., d'où on aperçoit Clermont-Ferrand.

Chateldon, à 20 kil. ; qui possède deux sources d'eau minérale.

Le château de Bourbon-Busset, à 14 kil., très-intéressant a visiter.

Randan, à 16 kil. Demeure princière appartenant à M. le duc de Montpensier.

Maulmont. — Délicieux rendez-vous de chasse, à 6 kil.

La Source intermittente de Vesse, sur la route de Gannat.

Le Château de Charmeil. — Belle collection de roses.

Billy, ancien château féodal près Saint-Germain-des-Fossés.

Thiers, dont la route est si pittoresque.

PRIX DU VOYAGE

DES PRINCIPALES VILLES DE FRANCE
A VICHY.

	1re cl.	2e cl.	3e cl.
Amiens.	61 10	45 80	33 60
Angers	50 55	37 90	27 80
Arras	68 65	51 50	37 90
Avignon	48 65	36 60	26 75
Bayonne	88 95	66 70	47 90
Besançon	40 60	30 50	22 35
Bordeaux	58 90	44 25	32 45
Boulogne	76 30	57 20	42 05
Calais	85 25	63 90	46 90
Cette	64 15	48 15	35 45
Cherbourg	90 70	68 »	49 90
Dieppe	69 75	52 30	38 40
Dunkerque	82 55	61 90	45 45
Grenoble	35 05	26 30	19 35
Le Hâvre	73 10	54 80	40 20
La Rochelle	59 40	44 60	32 70
Lille	75 80	56 80	41 70
Lyon	20 15	15 15	11 15
Marseille	63 40	47 80	34 90
Metz	93 30	69 95	51 30
Montpellier	60 70	45 55	33 40
Mulhouse	71 20	53 40	39 10
Nantes	61 35	53 60	39 35
Nice	91 10	68 40	50 15
Nîmes	54 65	41 05	30 05
Paris	45 05	33 80	24 85
Poitiers	42 75	32 15	23 50
Reims	72 90	54 90	40 50
Rouen	61 75	46 25	34 »
Strasbourg	84 55	63 40	46 50
Toulon	71 65	53 75	39 45
Tours	37 60	28 25	20 75

CHEMINS DE FER DE PARIS-LYON-MÉDITERRANÉE
SERVICE D'ÉTÉ

Embranchement de Saint-Germain-des-Fossés,
53 minutes d'arrêt.

DE PARIS A VICHY (TRAJET, 8 HEURES).

		1 2 3 cl.	EXPRESS	1 2 3 cl.	1 2 3 cl.	EXPRESS
PARIS.	Dép.	4 40 s.	8 20 s.	9 45 s.	8 » m.	11 20 m.
VICHY.	Arr.	4 47 m.	4 47 m.	11 05 m.	8 10 s.	8 10 s.

DE LYON A VICHY (TRAJET, 7 HEURES).

		1 2 3 cl.	1 2 3 cl.	1 2 3 cl.
LYON-PERR.	Départ.	8 40 m.	1 25 s.	3 25 s.
VICHY......	Arrivée.	3 27 s.	8 10 s.	10 35 s.

DE MARSEILLE A VICHY (TRAJET, 20 HEURES).

		EXPRESS		
MARSEILLE.	Départ.	10 35 s.		
VICHY......	Arrivée.	8 10 s.		

DE CLERMONT A VICHY (TRAJET, 3 HEURES).

		1 2 3 cl.	1 2 3 cl.	1 2 3 cl.	1 2 3 cl.
CLERMONT..	Départ.	8 05 m.	midi 20	4 55 s.	7 58 s.
VICHY......	Arrivée.	11 05 m	3 27 s.	8 10 s.	10 35 s.

DE VICHY A PARIS (TRAJET, 8 HEURES).

		1 2 3 cl.	EXPRESS	1 2 3 cl.	1 2 3 cl.	EXPRESS	1 2 3 cl.
VICHY.	Dép.	5 20 m.	9 37 m.	9 37 m.	1 50 s.	9 30 s.	9 30 s.
PARIS.	Arr.	5 16 s.	6 37 s.	10 10 s.	3 30 m	5 33 m	9 35 m.

DE VICHY A LYON (TRAJET, 7 HEURES).

		1 2 3 cl.	1 2 3 cl.		
VICHY......	Départ.	9 37 m.	1 50 s.		
LYON-PERR.	Arrivée.	4 14 m.	8 53 s.		

DE VICHY A MARSEILLE (TRAJET, 17 HEURES).

		1 2 3 cl.	1re clas.		
VICHY......	Départ.	9 37 m.	1 50 s.		
MARSEILLE.	Arrivée.	4 25 m	6 33 m.		

DE VICHY A CLERMONT (TRAJET, 3 HEURES).

		1 2 3 cl.	1 2 3 cl.	1 2 3 cl.	
VICHY......	Départ.	9 37 m.	1 50 s.	7 05 s.	
CLERMONT..	Arrivée.	1 05 s.	5 03 s.	10 06 s.	

MAISONS PRINCIPALES DE VENTE

PARIS

**22, Boulevart Montmartre,
28, rue des Francs-Bourgeois (MARAIS.**

PRIX DE LA CAISSE DE 50 BOUTEILLES
à Paris, **35** *fr.* — *à Vichy,* **30** *fr.*

Prix de la Caisse de 50 Bouteilles
d'Eau de Vichy,
dans les Succursales de la Compagnie.

HAVRE	STRASBOURG	MARSEILLE
17, Grand-Quai	48, faub. de Saverne	9, rue Paradis.
38 fr.	**38 fr.**	**37 fr.**
TOULOUSE		
7, boulev d'Arcol.	**LYON**	**NANTES**
40 fr.	16, rue de Lyon.	11, rue du Calvaire.
RENNES	**32 fr. 50**	**38 fr.**
5, q. Chateaubriand.		
40 fr.	**BORDEAUX**	**DIJON**
ROCHEFORT	86, rue Trésorerie.	4, rue Bannelier.
27, rue Saint-Hubert	**38 fr.**	**37 fr.**
39 fr.		
PARIS	**BESANÇON**	**BREST**
187, rue St-Honoré.	42 Grand'-Rue.	48, rue de la Rampe.
35 fr.	**36 fr. 50**	**44 fr.**

Les Caisses de demi-bout. sont vendues **5** *fr. de moins.*

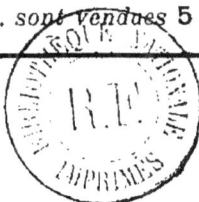

TABLE DES MATIÈRES

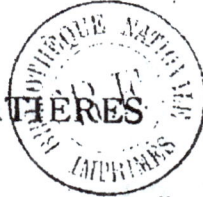

III.

Affections diverses.

Appendice : Renseignements utiles.

Vichy. — Imp. Vallon.

DU MÊME :

De l'Hématurie dite essentielle dans les climats tempérés.

POUR PARAITRE TRÈS-PROCHAINEMENT :

Curiosités et Monstruosités médicales.

www.ingramcontent.com/pod-product-compliance
Lightning Source LLC
Chambersburg PA
CBHW070246200326
41518CB00010B/1710